醫道求真錄

张德超 **著**

张荣春 倪 诚 **整理**

张 蕙 张荣强 周 宇
谢 军 张 萱 张弘景 张弘毅 **协助整理**

人民卫生出版社
·北京·

图书在版编目(CIP)数据

医道求真录 / 张德超著. — 北京：人民卫生出版
社，2020.12

ISBN 978-7-117-30841-0

Ⅰ. ①医… Ⅱ. ①张… Ⅲ. ①中医临床–经验–中国
–现代 Ⅳ. ①R249.7

中国版本图书馆 CIP 数据核字（2020）第 214922 号

人卫智网	www.ipmph.com	医学教育、学术、考试、健康， 购书智慧智能综合服务平台
人卫官网	www.pmph.com	人卫官方资讯发布平台

医道求真录
Yidao Qiuzhen Lu

著　　者：张德超
出版发行：人民卫生出版社（中继线 010-59780011）
地　　址：北京市朝阳区潘家园南里 19 号
邮　　编：100021
E - mail：pmph @ pmph.com
购书热线：010-59787592　010-59787584　010-65264830
印　　刷：北京铭成印刷有限公司
经　　销：新华书店
开　　本：710×1000　1/16　印张：11　插页：8
字　　数：186 千字
版　　次：2020 年 12 月第 1 版
印　　次：2020 年 12 月第 1 次印刷
标准书号：ISBN 978-7-117-30841-0
定　　价：66.00 元

打击盗版举报电话：**010-59787491**　**E-mail：WQ @ pmph.com**
质量问题联系电话：**010-59787234**　**E-mail：zhiliang @ pmph.com**

著者简介

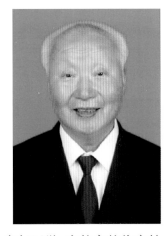

张德超,男,江苏高邮人,汉族,出生于一九三七年五月十一日,少承家学,随父张照棠研习岐黄,揣摩仲景,后深造于南京中医药大学、中国中医科学院。曾师事著名中医学家岳美中教授,尽得其传。曾任高邮市中医院内科主任、中华中医药学会内科延缓衰老专业委员会委员。张氏对中医理论研究精勤不倦,于经典著作,尤其是仲景学说研究造诣颇深。当代著名中医学家董建华教授曾对其有关仲景学说研究的论著题词"张德超医家对仲景学说,颇有研究"。从事中医内科临床工作 60 余年,擅长肝胆、脾胃病及疑难杂症、老年病、康复医学,有较高的临床教学水平和较强的科研能力。自 1956 年 2 月在《中医杂志》发表《关于"承气汤"的初步研讨》论文以来,先后在海内外医学期刊发表论文达百篇。其著作《中医虫病学》开虫病系统研究之先河,受到国内外学者好评,当代著名中医学家邓铁涛教授为之题词"喜读新篇",有关内容曾被日本东洋医学会主办的《汉方临床》杂志刊登。先后任《古今名医名方秘方大典》《现代难治病中医诊疗学》《新编方剂学》《肾炎的中西医结合诊断与治疗》等著作的主编、副主编、主审,并曾参与编写《中药研究文献摘要》《方剂研究文献摘要》《实用中西医结合临床手册》等。其参加编写的《中药研究文献摘要》(刘寿山先生主编),曾先后获全国科学大会奖、陕西省政府科技进步一等奖。1991 年、1997 年先后被扬州大学医学院、南京中医药大学授予"临床实习优秀带教教师"荣誉证书。多次参加全国学术会议并发表演讲。张氏于治医著文外,重养生,喜拳术,尤崇尚太极;工诗文、善书法、爱花木及鸟;拜名师、广交友,遍及海内外;藏书、玩砚,更为其所好,真气内守,精神健朗,于恬淡从容中品得人生真谛。

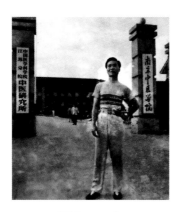

摄于 1959 年

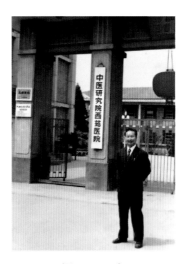

摄于 1985 年

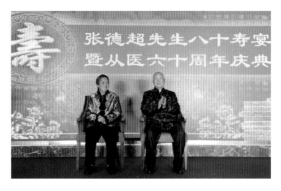

摄于 2016 年

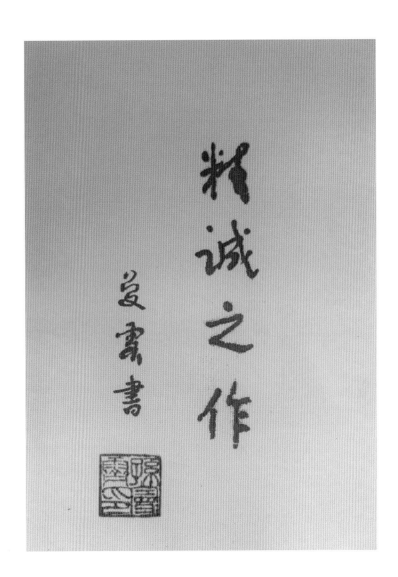

王 琦 序

德超先生《医道求真录》拜读一过，我以为"道""真"二字，最显个中旨趣。

盖道者有三：一为修道。乃言治学之过程。先生家学渊源，幼承庭训，垂髫之年，经史子集，学而时习，诗词文赋，早夕吟诵，国学功底由此积淀。继专岐黄，精研经典，旁及各家，勤求博采，学识得丰。复入高校研修系统学习，全面提高。及至中年交游际会，拜诸名师，受其亲炙，兼收并蓄，得由升华。治学三阶，玉汝于成。

二为悟道。中医之学，博大精深，潜沉领悟，方有所获。盖习医之道有五，凡"诵、解、别、明、彰"，不可或缺。先生治学，悉遵经旨，诵其原著，了然胸中，解疑点、难点之困惑，别归类鉴别之要点，明蕴含之奥义，彰临床之效验，寸积铢累，创获良多。

三为得道。闻道、知道、见道、得道，乃鬼谷子言人生求道四层境界。得道者，言其入其门径，学有所成。先生常年心无旁骛，寝馈岐黄，临证愈疾，创制新方，年逾八秩仍笔耕不辍。诚如自题诗云："八二医翁尚著书，年来岁月未蹉跎，岐黄仁术传薪火，功益含灵岂一般。"

盖真者亦有三：一为求真。读书以得真谛，临证以得真知，当为求真之基。然于学术路向，更当指归鲜明。余近三十年来针对中医临床重辨证轻辨病之现状撰文多篇，大声疾呼，中医临床当尤重辨病，并提出"辨体辨病辨证"三辨模式，颇获响应。先生亦致力于此，强调辨证论治而疏于辨病论治乃战略失位，申言审疾论治在诊疗实践中，确为立意高远，关键所在，具有战略意义，中医学术思想指导实践，为实乃求真之论。诸多论述，彰显了坚守根本，坚持主体。

二为守真。坚持传承发展中医之前提，先生明确提出"本姓中，莫偏线"，本书的思想，如在"明脏腑特性、喜恶之情而遣方用药"中，阐述理中汤本为温中健脾之名方，均从脾土虚寒之病理和脾之特性喜恶之情而遣方用药，故治之每验；又治慢性萎缩性胃炎证见阴虚而湿热中阻，从胃喜柔润之特性而以柔润胃阴、清化畅中之法治而获效。守真亦当返本开新，在"明经方组方立义而拓

7

展应用"中,用当归贝母苦参丸,依其组方立义,有养血和血、清热燥湿、化痰散结、利窍诸功效,加减应用于泌尿系统疾病、哮喘等疾,皆举一通三,得心应手。然守真亦不固守,先生主张接纳新知,锐意创新,体现与时俱进。

三为传真。余以为中医传承需体现人文、理论、思维、临床四个维度,方能系统全面,上述方面本书均多见解,强调寻求古训,学用经典,博采众长,参合各家。其用药经验亦异彩纷呈,如用清上蠲痛汤治诸般头痛,菖蒌承气汤治中风失语,降逆和胃饮治胆汁反流等,皆多灵验。自创新方如冬部镇咳煎、痛风得效方、乳癖得效方、湿疹获效方等,凡五十余首,皆多笔记心得之结晶,诚属不易,这些传真之录,当惠泽医林,有滋后学。

忆及丙申之夏,先生八秩大庆,余撰联曰:"洞晓阴阳五行,一门父子;通达古今三才,万里云天。""一门父子"乃云其婿倪诚、其女张蕙、其子荣春,皆中医才俊,已成栋梁,薪火相传,后继有人。

《医道求真录》既是先生行医甲子学术小结,也是八旬人生回顾,有"道"有"真"相互辉映。中医学之伟大,尚有赖一代代中医人自强不息,求索进取,以其自身实力、自身贡献度展现灵彩,赢得无边光景。

王 琦

二〇一九年三月三十一日于三三书斋

王世民序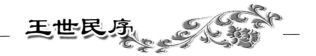

　　我和学长张德超来往，始于上世纪的七十年代。中药文献学者刘寿山先生主编的《中药研究文献摘要》第一辑在 1962 年出版后，受到国内外读者的欢迎和称颂，十余年后刘老在陕西省卫生部门的支持下，又组织当时一些年轻人收集摘编相关文献着手编辑第二辑，在谢海洲老师的荐举下我也滥竽充数地参加了此项工作，当时参与此事者很多，如北京的崔万钧、王铮，江苏省有张德超、李飞等人，大多数都是在各自的工作岗位上摘编相关文献后寄到刘老处。我当时在北京，与张德超等人虽然不曾谋面，但因此项工作渐渐相互有了了解，书来信往，成了朋友，逢年过节还互致问候。

　　张君出生于中医世家，受家庭的熏陶，少年即立志学医，秉承家训，"昼日临证夜读书"，进步很快，尔后又到南京中医学院师资进修班深造，更是如虎添翼，学业大大提高。不仅读万卷书，还要行万里路，仰慕名家，游学于大江南北，尝"以文拜师"，先后问道于时逸人、岳美中、任应秋等 10 余位名家学者，技艺学识大进，终成名医大家。

　　近年来，张君携其子女将其从医 60 年的所得著成《医道求真录》一书，除最后"薪火传承"部分介绍其子女情况外，均属张君 60 年的心血结晶，有学习经验、读经读书方法、临证所得等，确有其独到之处，都是值得研读、临证取法的楷模。上月张君来函，嘱我作序，实感自愧，但念其大著之出版，必将嘉惠医林，遂勉力为之，并预祝是书甫出而"洛阳纸贵"，为振兴中医事业作出更大贡献。

山西中医药大学

拙医　王世民

2018 年 8 月 1 日于太原

岁在戊戌年夏月

岳沛芬序

德超学兄以八十高龄，历时两年余，完成《医道求真录》一书，付梓前告以著述志趣并赐阅书稿。拜读之余，不胜欣喜、感慨与敬佩。

先父岳美中先生晚年与德超学兄的芝兰之谊，缘于父亲的一个学术意愿与心结。父亲主张医家治学著述，要"早背读，积资料，晚下笔"。其中晚下笔，是指写作承先启后、流传后世的著作而言。"医者对学术研究要有攀登高峰的雄心壮志，要有传世不朽的百代思想。当然，有超前轶后的雄心壮志，不等于对学问就有绝对成功的把握，有继往开来的百代思想，不等于就有不朽的名山事业。可是取法乎上，仅得其中，是有它一定道理的。只要逐年逐月、有计划性地把历史和现代资料积累得比较充足，到 50 岁以后，就可以下笔去写……写出承先启后的著作，完成自己这一代的学术任务，才算不负此生。"（《岳美中全集·上编》）依照这一治学理念，几十年刻苦治学，倾心临证，勤奋笔耕，发表近百篇学术文章，写作多种医案、医话、杂俎，积累大量手稿资料，但除了一部未能出版的《中国麻风病学》，没有出版专门著作，规划和准备多年的关于《伤寒》《金匮》研究、肾脏病研究、本草学研究方面的著作，由于身体、工作、环境等原因，一直未能完成。晚年身体向衰，仍然不愿放弃，积极寻觅助手，协助研究著述。1977 年夏，刘寿山先生介绍与德超学兄相识，初步接触后，感到德超学兄勤奋好学，有临床经验，文字功底也好，遂报经中医研究院领导同意，拟调德超学兄做助手，协助进行《伤寒》《金匮》的研究著述。商调期间，还曾嘱其先行整理部分肾病研究的文稿，德超学兄对此非常认真。其时德超学兄正在参加全民所有制医务人员资格考试，考试一结束，就多次来信商量，拟定了整理提纲，还曾专门来京请教。后来，商调来京和整理肾病书稿之事，都因父亲病重而未能进行，留下了遗憾，也留下了一段令人难忘的友谊。

我父亲与德超学兄交往时间不长，又是在身体衰弱、工作繁忙的晚年，但授受之间十分认真，多有书信往还，还不时寄赠书刊。对于德超学兄请教的问题，父亲都认真作答。1977 年 6 月，德超学兄寄来所写《痹症病案分析》文稿，请父亲审阅。其时父亲已不能阅读，艰于书写，只能由我代读，他认真斟酌。

父亲在复信中说明了当时的情况："关于大作，因鄙人视力模糊，只凭小女口诵，我以耳代目听了一遍，未能深入地研读，提了些不够成熟的意见，仅供参考（另纸寄呈）。"另纸所附六条，从立意、内容到引文处理，都提出了具体意见和建议。德超学兄多年致力于对父亲学术思想的学习与应用。《医道求真录》很多章节都贯穿着对父亲病证结合、专方专药与辨证论治相结合的学术思想的体会、阐述、应用，并将辨证论治与微观辨病相结合，灵活运用专病专方专药，以提高疗效。可见其学思之勤、用功之深。除与父亲交往从学，德超学兄还与多位著名中医药学家交往，转益多师，得其所长。这种尊师重道、诚恳向学的精神，是他取得成就的重要原因，很值得我们学习。

德超学兄是一位感念旧情、珍重友谊的人。父亲去世后，经常问候师母，这种问候多是直接写信，有时也请耿鉴庭先生转达。记得还给老人寄过当时稀缺的全国粮票。母亲去世后，德超学兄与我们经常保持联系。每次来京聚叙，多是关心父亲学术著作的整理出版和学术经验的研究传承。逢年过节或我家人生病，多次派女儿来家里或到医院看望。德超学兄为人处世中所体现和坚守的道德传统，在当前社会环境下，尤其难能可贵。我想，这也是他耄耋高龄，能够朗健身心、成就学问的重要内在力量。

德超学兄指定为其大作出版写几句话，力辞未允，只能记述一点往事如上，表达祝贺与敬意。

岳沛芬于北京

2018 年 8 月

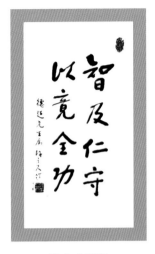

陈立夫题词

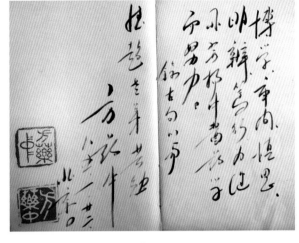

方药中题词

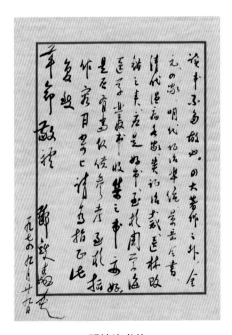

邓铁涛书信

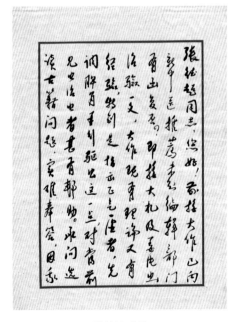

邓铁涛书信

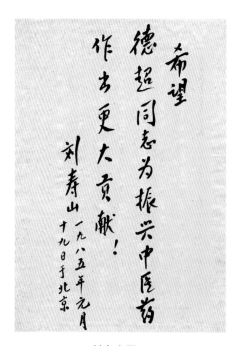

刘寿山题词

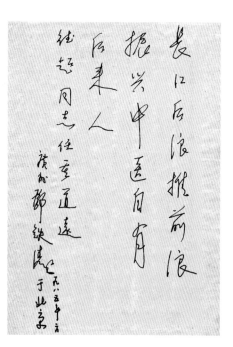

邓铁涛题词

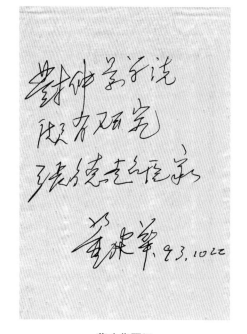

董建华题词

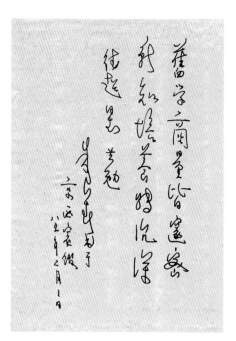

朱良春题词

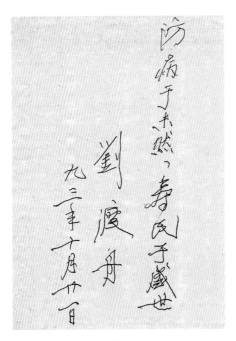

防病于未然，寿民于盛世

刘渡舟

九二年十月廿二日

刘渡舟题词

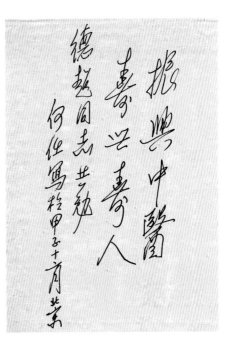

振兴中医

寿世寿人

德超同志共勉

何任写祝甲子十月莱

何任题词

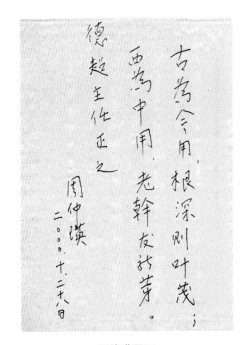

古为今用，根深则叶茂；

西为中用，老干发新芽。

德超主任正之

周仲瑛

二〇〇十二六日

周仲瑛题词

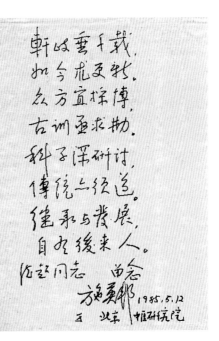

千载更新博，宜探求。

要花更研讨，须深研讨。

如今方训，古科传系统。

轩如众古，继承与发展，

后来人。

德超同志

施奠邦

一九八五年尚念邦

北京 中医研究院

1985.5.12

施奠邦题词

15

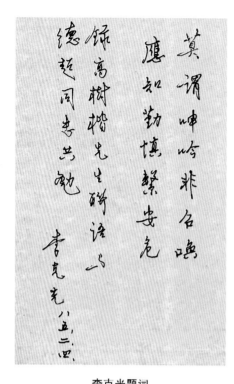

莫谓坤吟非名唤
应知勤慎繁安危
锦高树楷光生群语心
德起同志共勉
李克光八五二四

李克光题词

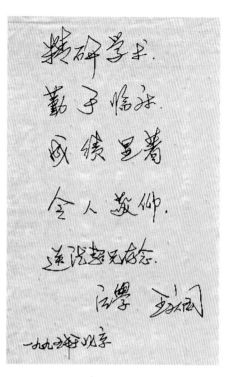

刻苦学习，
勤于临床，
成绩显著，
令人钦佩。
遂滋超光存念。
法学 王庆国
一九九七年九月

王庆国题词

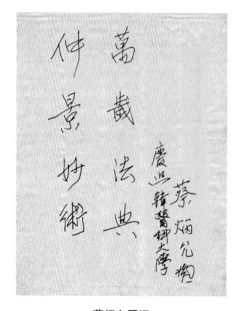

万载法典
仲景妙术
庆兴韩医钟大学
蔡炳允
蔡炳允题词

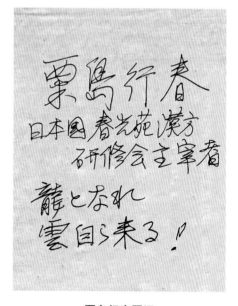

粟岛行春
日本国春光苑汉方
研修会主宰者
龙となれ
雲自ら来る！

粟岛行春题词

16

自　序

伟我中华,泱泱大国,垂五千余载之文明史,彪炳辉煌。其传统之中医学,历史悠久,源远流长,为中华民族之繁衍昌盛,贡献至巨,不可磨灭。中医学积历代诸多医家之学识智慧,蕴为今日美富之宝藏。春秋战国时期,托名黄帝岐伯问难之作《黄帝内经》巨著,详发医学闳论,阐阴阳五行、天人相应之理,述导生、藏象、经络、病能、诊法、治则、五运六气之说,由是而光辉之中医学术思想得以肇始,独特之理论体系得以确立,为后世之医学发展,立雄厚而坚实之理论基础。自后汉医圣张机出,寻求古训,博采众方,并平脉辨证,而著千古不朽之《伤寒杂病论》,开辨病论治、辨证论治之先河。隋之巢元方,重视疾病病因病理之探讨和疾病证候之研究,而著《诸病源候论》,详论各科病症之病源证候,多有发明。唐之孙思邈,首重大医精诚,论病则宗《内经》、仲景、巢氏诸家之说,独能博采中外众方,而著《千金》,广及各科,从脏腑寒热虚实辨治,彰显规模。金元时期之刘、张、李、朱诸家,学术争鸣之风兴起,于寒凉疗热、攻邪治病、调理脾胃、滋阴降火,各有发明,各有所长,对于丰富中医学术内容,各建殊功。明之张景岳,宏论经旨,研讨各科证治,颇多创新。其善用阴阳相济、精气互生之法,对后世影响至深。有清以降,叶、薛、吴、王诸大家,论温病之治,别树旗帜。尤以吾苏叶、吴二公创卫气营血、三焦学说,论治温病,其有功于中医学者宏矣。新中国成立以来,名医辈出。岳美中、任应秋、方药中、邓铁涛等诸位大师,皆具渊博之学识,精湛之医术,著书立说,薪火传承,而有功于中医事业者伟矣。

且夫,"医乃仁术","治病工也"。是以操术济世,治病救人,维护民众健康,乃为医之道也。考之中医治病,历来以疗效为第一要义。溯乎古代医制,即以疗效作为考核医者医疗成绩之标准(见《周礼·天官》)。中医学历经数千年之沧桑而长盛不衰者,盖其强大之生命力在疗效故也。析其所缘,莫不由精诚为医、勤于读书、精于临证、巧于思考、善于总结、勇于创新,而臻于德全、学博、术精、思巧,而能得于心而应于手也。

窃思,中医临证,有两大显著特点:一为以中医固有之基本理论为指导,诸如天人相应、阴阳五行、藏象、经络、病机学说，等等，二为实践性甚强而又内涵极其丰富之诊疗技术，诸如诊法、治则、方剂、药物，等等，绝非纸上谈兵之空头理论，亦非狭隘经验主义之简单技术所能比拟。实为有理论、有实践之一门临床医学。要求为医者，须有渊博之医学理论与精湛之诊疗技术，尤须有精巧之思维和悟性为之运用。余涉猎中医临证，于兹虽六十余载，马齿徒增，犹感对中医理论知之尚少，诊疗技术掌握欠精，且用思亦少颖悟。惟以勤以补拙，学以济缺。是以于读书小悟，未敢或弃；师长之授，未敢或忘；临证偶得，未敢或失，辄撰小文，时于医学杂志或有关文献刊出。其中有涉及读经典心得、理论探讨、临证经验、医道杂谈诸方面。非为文也，盖以萤雪残功，未敢自弃也。子荣春、婿倪诚，均为中医后继有志之士，遵人卫编审陈东枢先生之示，将吾之临证经验，研读心悟，并刊出之小文，蒐集整理，裒为一册，名之曰《医道求真录》。其曰医道者，谓操术行医、济世救人之道也。求真者，谓读经典，以求真理；拜名师，以求真谛；广交友，以求真知得博；勤临证，以求真实疗效；授弟子，以求真术传薪；撰文立说，以求真正之中医仁术，得以传承发扬光大也。是册之作，亦是按实事求是之精神，将本人多年为学为医之道，向阅者作一真实汇报。倘能对阅者有参考价值，对中医事业或有小补，则感幸甚矣。是为序。

　　拙作初成，蒙同里知交王琦先生(中国工程院院士、国医大师)、友人王世民先生(国医大师)、师妹岳沛芬女士(岳美中老师之女，首都国医名师、全国老中医药专家学术经验继承工作指导老师)作序，并蒙友人孙曼霁先生(中国科学院院士)惠予题词并题写书名，一并表示衷心谢忱。

秦邮张德超自序于弘医斋时年八十有二

时在戊戌年冬月

目 录

学 术 篇

临　证　篇

学 术 篇

第一章 为学之道

一、受家学熏陶，少年立志为士医

予出身于中医家庭，先翁张照棠(裕高)公为临泽一带名医，曾受业于清末儒医(秀才)王召棠先生门下，竟得青囊之术。先翁医德高尚，尝施医于贫民。以其读书精，治病准，每能使大病得救，沉疴得起。如以四逆汤合当归四逆加吴茱萸生姜汤治一男性青年"真心痛"；以茵陈承气汤治一中年女性急黄昏闭，皆得转危为安。屡见危重患者得救后，诣门感谢，每泥首而去。予常亲目得睹，辄心铭神记。信服中医确实能济世救人。予之家贫而道不贫，遂有志于医。先翁则谕予曰：为医首重医德，技求精湛，故尔名之曰德超。是以吾之立志从医，亦先翁之宿愿也。先翁进而言曰，医有二类：一曰士医，谓为精究医术，"读书明理"，"精勤不倦，博极医源"，操术行医，为治病救人而为医；二曰市医，为谋生计，养家糊口，甚则渔利行诈而为医。又有不齿之庸医者，不学无术，常以补药治实证，泻药治虚证，造成"误补益剧""反泻含冤"之恶果。令予当为士医。予受家学熏陶，秉承先翁之命，遂立志为士医。一身献于中医学，孜勤而无间断时。

二、读儒家名著，打好文化基础

先翁照棠公曾谓予曰："万教从儒""儒教通，百教通"。盖以儒学作为古代中国东方传统文化之集中体现。儒家之学术思想、理论体系，贯穿于中国古代自然科学、社会科学，尤其是中国古代之文化诸领域中，作为中国传统文化重要组成部分之中医学尤为受其重要影响。是以学好中医，首先必须过好中国传统文化关。予于垂髫之年，即入继外祖父翟少庭私塾，就读儒家四部经典《大学》《中庸》《论语》《孟子》及《幼学琼林》诸国学基本书籍，阅时达三载。尔后为研习、锻炼作文，写诗等基本功，又转入"教经书"之孔少髯私塾读书，仍是经、史、子、集精华部分，并选读《古文观止》之有关文章。旁及《唐诗》《千家诗》等书籍,并练习写作论说文章和古体诗。在孔先生"经书馆"读书又达三年之久。通过对儒家经典之学习、阅读、背诵,为其后阅读、理解、玩味、感悟中医经典著作打下了坚实基础,并为学习中医后撰写医学论文提供了富有养分之土壤。至今思之,以往习读之儒家文化,确非白读。并深刻体会到:借助传统文化之扎实功底,对感悟中医学之深邃奥理,辄多裨益。

三、循序渐进为学,经历三个阶段

医学典籍浩繁,汗牛充栋。岂能为吾侪一朝一夕所能卒读哉!千里之行,始于足下。神经生理学家巴甫洛夫亦曾谓:"什么是我对于我们祖国献身科学的青年们的希望呢?首先是循序渐进。"是以予之求学中医,亦当遵此循序渐进之原则。

予之为学历程,大体上可分为如下三阶段:

1. 入门阶段——传承家学,学以致用

予于少年时,即随家父照棠翁求学中医。其始也,家父授以中医基础书籍,如《内经知要》《药性赋》《汤头歌诀》《濒湖脉学》《舌苔诊法》(手抄本)等。均要求通本背诵,一字无讹。进而授以《黄帝内经》《伤寒论》《金匮要略》《温病条辨》《时病论》《类证治裁》等医籍,对书中各有关章节、条文、各病论治,均须背诵,又对《伤寒》《金匮》《温病条辨》《时病论》诸书所载方剂、拟用诸法,要求均须自编歌诀背诵。为求背熟,不得不朝于斯、夕于斯。与此同时,还得参阅《备急千金要方》《外台秘要》《景岳全书》诸书。同时,先翁严格要求,必须遵循全元起所谓"学道有五:一诵、二解、三别、四明、五彰"之法。为此,逐渐养成"昼日临床夜读书"之习惯,常深夜静读。沉潜焉,以玩其味;反覆焉,以穷其理。往往读至不知东方之既白,以求理解、领会书中之精神实质,明其奥义。每有会意,便感欣然。边读书,边临证,理论联系实际学习。多诊识脉,屡用达药。家父要求,将临证所见、所处理,与书对照,以温习所学。按病分证论治,无许差忒。所诊之病,不论时病、杂病,均要求理法方药贯穿一线,合理合拍。在临证之际,得家父精心指导,教以辨证方法、组方思路,授以临证经验、治病心得。引灯照路,传承薪火,使学业渐有长进。临证诊脉、遣方、用药,逐渐心中有底,手中有数。随父学习中医之过程,可谓予学医之入门阶段,亦为后来之深造、提高,打下了较为坚实之基础。今日思之,家父之严格要求,谆谆教诲,使予受益终身。

为求广博知识,增进学业,除熟读以上中医基础书籍外,家父命予博览、参

阅历代有关名著。予亦敬从之。参读之书有:《诸病源候论》《备急千金要方》《千金翼方》《外台秘要》《医经溯洄集》《卫生宝鉴》《证治准绳》《景岳全书》《杂病源流犀烛》《医学源流论》《医学心悟》《医方集解》《本草纲目》及金元四大家著作等医药名著,有利于所学知识向深度广度发展,有裨临证运用。

予受家学教养有素,于学医之初,即认为中医学博大精深,有丰富之科学内涵,有待吾侪发扬光大,为人民造福。为适应"中医科学化"之时代要求和广开思路、借他山之石以攻玉之学术需求,为求在发皇古训、融会新知方面能作出点滴贡献,在随家父学医期间并奋力阅读近贤论著和日本汉方书籍。参考阅读近贤之论著有:张锡纯先生之《医学衷中参西录》,陆渊雷先生之《伤寒论今释》《金匮要略今释》,南宗景先生之《中医内科全书》,时逸人老师之《时氏医学丛书》,叶橘泉老师之《近世内科国药处方集》《近世妇科国药处方集》《古方临床之运用》《现代实用中药》。旁及日本汉方医书,如日本丹波父子之《皇汉医学丛书》、汤本求真之《皇汉医学》、野津猛男之《汉法医典》等书。可谓大开眼界,丰富知识。

随父学医期间,偶有读书一得,临证肤浅体会,未敢自弃,辄撰小文,藉以自珍。余之处女作《关于"承气汤"的初步研讨》,有缘与恩师岳美中先生之尊著《黄耆之应用及其禁忌》,于《中医杂志》1956 年第 2 期同期发表。不亦幸哉!

2. 提高阶段——高校深造,系统学习

予学中医,所幸得天独厚。获家翁之精心教诲,且好读书,勤临证,慎思考,注意总结,博采众长。学医不久,即撰写《关于"承气汤"的初步研讨》一文,幸获《中医杂志》录用,于 1956 年第 2 期发表。因青年中医在国家级学术期刊发表论文,在当时颇有震动,而被伯乐相中。于 1959 年由当时卫生主管部门保送至南京中医学院(现南京中医药大学)第二期师资进修班深造,由一名刚满师的普通中医人员,一跃而跨入中医大学之门,予于同道赞扬声中进入大学读书,予之内心非常珍惜此求学机遇。其时,政府对中医政策,提出"系统学习,全面掌握,整理提高"十二字方针,入学后即对中医理论进行系统学习,并同时聆听各有关老师所作之学术讲座。当时任教老师有孟澍江、陈逸人、李飞、沈凤阁、王自强等诸位一流名师,授课内容系统、深入,并对每节课内容做提要钩玄,联系临床实际,引人入胜,易学易掌握。予则刻苦钻研,审问、慎思、明辨,对《内经》《伤寒》《金匮》及温病学等诸学科之理论水平均有显著提高,学业不断长进。每门功课考试,均能获得优异成绩,引起老师和同班同学的注目。予以为,成绩之优,别无良策,惟在"勤奋"二字。予在全班年龄最小(年方 22 岁),诸多同学均称予为"少年英俊"。予亦常在学习讨论会上与授课老师问道、求教,以求释疑解惑,同时,亦常发表个人认识,深得授课老师欣赏。同学之间与孙浩兄相交至契,互相切磋学问外,并常与之探讨为人处事之道。学业期间,亦常将学习心得撰为小文,如《略论温病学说的形成与发展》《关于温病新感伏邪学说的初步探讨》等小作,蒙孟澍江老师审阅指正。并有机会于课余时间向医门耆宿吴考槃老先生求难问道仲景之学,并蒙其指点迷津。通过南京中医学院之系统学习,得诸位老师之循循善诱,使予之中医理论得以全面提高。因此,此阶段可谓予学习中医之提高阶段。

3. 升华阶段——名师教诲,升华认识

予生性好学,仰慕名家,善于向名师求教。除向母校南京中医药大学上述诸位老师求教外,尝"以文拜师",先后拜识时逸人、叶橘泉、岳美中、刘寿山、任应秋、方药中、邓铁涛、谢海洲、耿鉴庭、马继兴、何任诸名师,得沾雨露。通过诸师之传道,得以进一步明确认识中医理论之渊博精深,其指导思想为阴阳对待整体恒动观,分言之,即阴阳对待、相反相成之朴素唯物辩证观;天人相应和脏腑经络肢体相关之整体观念,升降出入和事物不断发展变化之恒动观念。岳老并常以庄子"鸟影不移"之论[1],论述事物之动态变化,阐明恒动观念。通过诸师之传道,余对中医临证诊疗体系,从理论和内涵上得到进一步明确认识和掌握。主张辨证论治与专病专方专药相结合,强调因人因时因地"三因"制宜,要求临证诊疗必须以中医固有之理论体系思想方法为指导,进行辨病、辨证、析因、审机,进而立法、选方、遣药、调护。辨证强调定位、定性,求其所属。施治注意邪正、标本缓急,审机度势而治,并要求"发于机先"。于邪正虚实之治,强调去其所当无,补其所当有。对于急性病和慢性病之治疗,用药剂量,重轻攸分,权在"治病留人""留人治病",应有矩矱。通过诸师传道,得以传承其光辉学术思想,指引航程方向。中医之灵魂在理论,名师之学术思想可谓中医活的灵魂。概而言之曰:强调精研中医经典著作,坚持实践。要求钻研《内经》《伤寒》《金匮》《神农本草》,做到古为今用。学宗三家(张仲景、李东垣、叶天士),参合各家。强调治急性病要有胆有识,治慢性病要有方有守。重视平衡阴阳,强调调理脾胃;重视研究药性和药物配伍规律,熟谙古方组方原理。通过名师传道,得以师法借鉴名师善用之名方并制定新方,巧夺疗效。如岳老之善用炙甘草汤治心律不齐、猪苓汤治泌尿系统出血等,其剂量、配伍、化裁,均

---

[1]　编辑注:见《庄子·杂篇·天下》:"飞鸟之景,未尝动也。"

能因病因证而施,可谓出神入化。尤其所制新方,如治外感咳嗽之止咳汤,治干咳痰黏不爽之润肺汤,治虚劳咳嗽并治肾虚阳痿之参蛤三七散,治顽固性支气管炎之固本丸等方,均补前人之未逮。裨临证以实用,奏疗效以宏功。方药中老师治慢性迁延性肝炎阴虚湿热留恋之三石一贯煎、黄精丹鸡汤,治肝硬化腹水之苍牛防己汤等方,亦多有应用价值。诸名师之方不仅有裨临床应用,获得疗效,更重要者,为制新方颇多启发,具有指导意义。诸名师传道之余,亦常对拙作赐予审阅,如《中医方剂组成及配伍规律初探》得岳美中、谢海洲二位老师之指教,《〈内经〉及其学习方法浅谈》得任应秋老师之指教,《略论〈伤寒〉〈金匮〉组方法度的辨证关系》得何任老师之指教,等等。通过诸师之指教,使个人雕虫之作在理论上有所完善,免少差忒,从而有利于论文质量之提高。此阶段,以予潜心向学,得诸名师之教诲,使个人以往所学之中医理论知识得到升华。自信在中医理论造诣、学术思想、医疗实践方面,均获得了长足进步。此时期,可谓对中医理论知识之升华阶段。

第二章 为医之道

一、重视医德，"仁者爱人"

儒家曰"仁者爱人"，释家曰"普度众生"，率皆以仁慈为本。"医乃仁术"，首重仁慈，是以孙思邈因"人命至重，有贵千金"而著《备急千金要方》。以"大医精诚"冠于卷首，堪为医德之箴训。盖"精"谓"医技精湛"；"诚"谓"医德高尚"。谓为医者必先立志，"普济含灵之苦"。"博极医源""精勤不倦"，诊治"纤毫勿失"。待人欲忠诚，治病欲谨慎，言行欲稳重，为医者品德修行之准则。予少受庭训时，即以孙真人"大医精诚"为行医之首重要旨、道德规范。恩师岳美中先生，从医、治学，以苍生为念。自赋诗联"治心何日能忘我，操术随时可误人"作为座右铭，十分重视医德。岳老认为，"为医职业之特殊之处，在于一举手一投足，都接触病人。医术好些精些，随时可以助人、活人；医术差些粗些，随时可以误人、害人。医者可谓病人之'司命工'。为医者治学，欲忠诚于学术之真理，直至系之以生命；临证，欲忠诚地对病人负责。此外，决无所求。"盖以德不厚、术不精则无以施活人之术。明·李中梓曾针砭术不精之医为患者造成之误治恶果，谓"至虚有盛候，反泻含冤；大实有羸状，误补益剧"。清·吴鞠通于白虎汤"四禁"中告诫学者谓："孟浪者，不问其脉证之若何，一概用之，甚至石膏用至斤余之多，应手而效者固多，应手而毙者亦复不少。"盖以操术不精，竟致误人性命，何医德之有哉！超虽不才，谨遵父师之命，为医重视医德，以"仁者爱人"为准绳。对患者无分贫富贵贱，均一视同仁。急患者之所急，痛患者之所痛。对于弱势群体患者，常常施医，甚则资助（乃秉承先翁照棠先生之遗风）。以赤诚之心，为患者精心诊治。即使是对危重的病人救治，亦不后却，敢于承担风险，并常使一些危重病人，如乙型脑炎、重症肝炎、肝性脑病、中毒性菌痢、脑血管意外等危重病患者，通过救治，获得可喜疗效。余常以危重病患者得救而自慰自欣。予常心系患者，对某些疑难病的治疗，为求疗效获得，倾注心力，为其研究治疗方案，常常至夜静更深，亦已成为工作习惯，可谓几十年如一日。

六十余年之临证体悟：以"仁者爱人"为准绳，精心为医，为患者解除疾苦，乃医者之天职。

二、审疾论治，参合"三因"

中医临证，如何诊病治病，治好病，是一门大学问，必须要有硬功夫，是读书致用，从理论走向实践，并使知识转化为力量之一大飞跃过程。其疗效之获得及其优劣，是检验所学所掌握之知识能否应用得好之唯一标准。然而审疾论治所确定的治疗原则、方法，在诊治实践过程中，为获得疗效之关键所在，带有战略上的指导意义，犹如兵家之战略。予初涉临证时，遵先翁之训，守前人之诊治法程规范，按病分证论治，尚觉得实用。惟彼时临证，尚缺今之查体、理化检验，而所治之病，仅是中医病名，似难对其疗效作精确之评价，经验亦难作更高层次之总结。近些年来，众多医家则过分强调辨证论治，而疏于辨病论治，即难以对所治病之本质属性作深刻认识，在某种程度上，亦常影响临证疗效之再提高。恩师岳美中先生有鉴于此，乃大声疾呼：临证治病，欲求疗效之提高，必须"辨证与辨病相结合，辨证论治与专病专方专药相结合"。其学术观点，可谓中医临证之金科玉律，实为中医治病提高疗效之唯一途径。予常将岳师之学术观点贯彻于临证实践中。

中医诊治之原则、方法之确立，由来尚矣。肇始于《黄帝内经》，奠基于张仲景之《伤寒》《金匮》。其后历代名医辈出，对中医诊治之原则、方法，各有创新、发挥，其内容可谓丰富多彩。正因为如此，多数医家往往各树一帜，各抒己见，虽各有所长，颇多可借鉴之处，然亦难免有以偏概全之憾。欲求得窥其全貌，当融会而贯通之，并须能在总体上把握辨病论治、辨证论治的原则、方法、要领，在应用时能纲举而目张，此为医者必须下一番功夫，作深刻研究之大课题。予虽不才，然于学术之探研，未敢或懈。乃上溯轩岐之弘旨，下参历代诸名家之论述，尤其是岳老之教诲，并结合个人读书临证之一得，通过实践、认识、再实践、再认识之认知过程，反复探研，冥思苦索，进与病谋，退与心谋，而将临证辨治原则、方法，所包含之辨专病用专方、辨方证/药证论治、审因论治、察机论治诸内容，作系统之归纳，厘定为"审疾论治"。惟中医治病之道，贯彻、遵循"整体观念"，将人与自然看为一个统一整体，既注意到人患之病，又注意到患病之人，且注意到病与天时气候、地理环境之密切关联性。因而审疾论治，又常注意因人、因时、因地"三因制宜"。

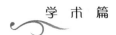
（一）审疾论治

1. 释义

予见,所谓审疾论治者,即是以中医固有理论体系为理论基础,以阴阳对待整体恒动观为指导原则,通过揆度奇恒、从表知里、诸诊合参等诊法,进而对患者随其攸宜,进行辨专病用专方、辨方证/药证论治、审因论治、审机论治,并参合"三因制宜",予以立法、遣方用药、将护,以达到康复之望。

2. 指导思想

审疾论治必须以中医基本理论作为辨治之指导思想。中医学认为:阴阳相待、相反相成的基本原理是认识人体、认识自然之指导思想和理论原则,也是认识人体疾病、处理疾病的思想方法和理论原则。诚如《内经》所云:"阴阳者,天地之道也,万物之纲纪,变化之父母,生杀之本始,神明之府也,治病必求其本。"张志聪释谓:"本者,本于阴阳也。"即临证辨治疾病,必须以阴阳对待、相反相成的朴素的辩证唯物观的思想为指导,进而分析、判断病候的阴阳表里、气血、脏腑、经络、寒热虚实之不同,疾病属性、病位、病势以及病情的寒热虚实真假,而进行审慎思辨,才能治有准绳。如予之临证用攻下法治疗小儿中毒性菌痢热深厥深之候,竟能获挽狂澜于既倒、救厥证于垂危之功。不然差之毫厘,则失之千里矣。无怪乎明之医哲张景岳谓:"阴阳无误,治焉有差?"妙哉斯言!

且夫,人内而循环消化,外而视听言行,脏腑经络四肢百骸,原均为一有机联系之整体。是以,中医治病,不仅应注意到脏腑之间的联系,如"见肝之病,知肝传脾,当先实脾",同时还应注意到脏腑与体表的联系,如"脾之合肉也,其荣唇也"(如予之从脾经郁火夹湿、阴津并伤论治唇裂症而获效)。而且,更注意到人与社会、与大自然之密切联系。诚如《内经》所云:"入国问俗,入家问讳,上堂问礼,临病人问所便""治不法天之纪,不用地之理,则灾害至矣"。予在临证中往往注意自然气候、地理环境与疾病之关系。如对"时逢农事方兴,犹是勤耕绿野"之湿痹患者之治,即是从自然、工作环境分析病因病机,从而辨证选方用药。

夫疾之为患,客于人体非为一成不变,而常处于动态变化之中。岳美中老师尝谓"鸟影不移堪邃变",可谓对病机变化之精辟之论。如杂病中肝病传脾,感染性疾病卫气营血之传变,均反映了内伤杂病、温病传变之客观规律。如予于猩红热病,即依据其不同阶段、不同病机、不同证候之动态变化而施治①。

① 张德超. 猩红热病机证治浅论[J]. 江西中医药,1981(2):18-21.

以上可见，临证者必须遵循中医辨治疾病之指导思想，以阴阳对待整体恒动观为辨治疾病之理论原则，庶不失中医治病之真谛。

3. 思路与方法

（1）参合古今，继承创新：中医学是一门实践性甚强之医学科学，以卓越之疗效为其生命力。其历史悠久，源远流长。古往今来，名医辈出，莫不以善诊疗疾为第一功夫。然考其诊治源流，实始于秦汉时之《黄帝内经》。综其理要，约有如下数端：一者，指导思想之确立。即为阴阳对待，一分为二之朴素唯物辩证观，人体有机体之整体性和人与自然统一性之整体观念，和“变动不居”“病成而变”之恒动观念论。合言之，即阴阳对待整体恒动观。二者，诊病方法学之确立。如以常测变、揆度奇恒、从表知里、独取寸口、诸诊合参、参合自然等诸诊法。三者，治疗原则、方法之确立。如治病求本、谨守病机、正治反治诸治法以及汤药、醪醴针灸诸治疗手段之应用。以上为中医诊疗体系之形成发展奠定了磐石般之坚实基础。战国时之名医秦越人，以精于脉诊、望色，为虢太子之诊，望齐侯之色，而著称于史，并影响后世。其后医圣张仲景先师，结合自身平脉辨证之丰富医疗实践活动，而著《伤寒杂病论》，为辨病、辨证论治相结合之典范，开六经辨治伤寒、脏腑经络辨治杂病之先河。隋·巢元方著《诸病源候论》，论病广博，详述各科疾病之病理、病候，为中医病因病理病候学专著，丰富了中医辨病、辨证、审因、析机之学术内容。唐代孙思邈要求诊病必须审谛覃思，提倡脏腑辨证，以寒热虚实为纲，强调辨病与辨证相结合，处方用药灵活、变通，喜用大方，且药味多而不杂，如独活寄生汤等方，后世颇多师法。宋代陈无择辨治疾病，则穷究三因，重视审因论治。迨至金元，医学学术争鸣之风劲起。如刘河间创“火热之论”，谓“六气皆从火化”“五志过极，皆化为热”，而治疗主张寒凉；张子和论发病，首重邪气，而治疗注重汗吐下三法祛邪；李东垣首立内伤脾胃、百病自生之“内伤论”，治病重视调理脾胃；朱丹溪倡“阳有余，阴不足”，善用“滋阴降火”法。此四子者，皆从临床医学之不同侧面，丰富了中医辨治学之内容。明之张景岳，博学精思，于临证辨治，首审阴阳“二纲”，进而辨别表里寒热虚实“六要”，乃为辨证论治之总括，实为“八纲辨证”之嚆矢。于治疗学则首述“八略”以明治理，再列“八阵”以示用方，倡导以理论指导论治，展示以法用方。有清以降，温病学说兴盛，叶天士倡卫气营血温病辨治之说，吴瑭则从三焦分论温病证治。其后王清任注重实践，勇于创新，独辟血瘀证治蹊径,并创制诸多行之有效治血瘀证之方剂。

以上先圣后贤,审疾论治,莫不从辨病、辨证、审因、察机、辨体、察时,诸多层面、不同视角审治疾患。然而均各有侧重,亦有各自之局限性,有待系统总结,融会贯通。吾师岳美中先生精研中医学多年,有识于此,总括中医诊治疾病,提出"辨病辨证相结合""辨证论治与专方专药相结合"的重要观点。我们应在全面学习前人理论的基础上,不断提高辨治水平,并须与时代同步,在传薪中继承,在继承中创新,"接纳百川,汇而为海"。予虽不才,鉴于前人对阳明血分证论述甚少,而作"阳明血分证治";古人论眩晕之病,多从风火痰虚之病机论治,于从瘀论治则甚少论及,因作《眩晕从瘀论治》一文。然予之所论,仅为读书、临证一愚之得,非敢云发前人所未发、补前人所未逮,旨在示创新辨证思维,有裨中医审疾论治耳。

(2)以中为本,结合现代:中医学为集自然、社会与人文科学于一体之医学科学。既是科学,应无国界可分。诚如岳美中老师诗云:"在术何曾分国界,无恒难以作医生。"中医和国外医学,自古即学术交流,互相学习。远自唐代孙思邈,即注意学习国外医学经验,尤其是印度之医学。《备急千金要方》方中耆婆万病丸、耆婆汤、耆婆大士补气养生不老方,《千金翼方》中之服菖蒲方等,均是从印度传入,其保健气功天竺国按摩法十八势亦是从印度学习而来。中医学在与国外医学交流过程中,更促进了自身医学理论、诊疗体系之发展。自17世纪中叶西洋医学传入中国,既对中医带来冲击,同时,也给中医带来了弥足珍贵之发展创新元素。时代在前进,科学在发展。昔日扁鹊饮上池水、逾垣见脏腑之传说,今日影像学检查已使之成为现实。中医与现代科学(自然包括西医)原可以互补,所谓"和实生物,同则不继"(《国语》),借鉴现代理化检测,常可以补中医辨病、辨证之不足。实践表明,运用现代科学之理化检测,常有助于明确诊断,提高对疾病之辨识水平,有助于对疾病本质之了解,提高对病因病机之分析水平;有助于观察疗效,提高对疾病疗效评定之精确水平。因此,我们必须巧妙地运用"拿来主义"之思想方法,将现代理化检测手段善于"为我所用"。如予倡"眩晕从瘀论治",其眩晕本质之认识,则常有赖于现代之理化检测。治疗慢性胃炎、萎缩性胃炎、病理胃腺肠化、胃息肉形成等之治疗效果观察,均有赖于现代理化检测。由是以观,中医必须与现代科学结合,始有助于中医学自身之发展与提高。诚如岳老诲吾辈诗云:"木逢移接花嘉茂,学到交流识始宏。"但必须明确,利用现代理化检测手段,不是为了西化中医,而是"以中为本",为了促进中医临证学术水平之提高,更好地发展创新中医学,使之发扬光大!

(3)全面诊察,审谛覃思:"审谛覃思"一词,语出《备急千金要方》,即谓全面诊察、认真思考之意。盖夫审疾论治之全过程,应该是中医临证辨治理论体系正确实施之全过程。首先要求医者必须以中医固有之理论体系为指导,运用中医四诊,并结合现代医学基本的体格检查和必要的理化检测,进行周密全面诊察,并通过医者之智慧和灵性思考,即"审谛覃思",对获取之证候信息,进行全方位综合分析,从而判断导致疾病之原因、证候之性质、病变之部位,以及邪正斗争之盛衰变化、疾病发展之趋势,以确定相应之治疗原则和方法。临证体验所及,莫不由全面诊察、审谛覃思而获得病情之真相。如小儿中毒性菌痢,虽见肢冷,而脉则数疾,径投承气汤而获救;干燥综合征,虽见口干舌燥,亦见便溏、腰酸、肢冷,转用桂附地黄、附子理中加二仙(仙灵脾、仙茅)而使病情得以控制。倘若诊病粗枝大叶,不加精思,则易为之迷惑。辨治不精,而欲不覆蹈"桂枝下咽,阳盛则毙;承气入胃,阴盛以亡"之祸,实亦难矣。尝见有病肝肾综合征、低蛋白血症之高度腹水,孟浪者,而妄投攻伐逐水;感染性疾病之热深厥深,昧者反施温阳救逆之方,难免"反泻含冤,误补益剧"之咎。为医者,可不警哉!予尝谓:治病用方,如用兵,如博弈,须经全面而缜密之调查研究,审慎而精深之思考,方能正确判断,策划有方。或未病先治,或发于机先,或截断阻止,或已病防变,或祛邪务尽,直捣巢穴,或隔一隔二隔三而治,或祛邪以安正,或匡正以敌邪,或以左治右,或以右治左,或上病取下,或下病取上。全在医者,全面诊察,运筹帷幄。

(4)多元识病,随宜而治:临证所见疾病之证候,往往错综复杂,异象纷呈,有赖于医者,具扎实之功底,敏锐之视觉,科学之灵机,颖悟之智慧,全面诊察病情,根据具体情况做具体分析,从临证实际出发,多元多角度审视疾患,灵活运用不同之辨治方法。诸如辨专病用专方、辨方证/药证论治、审因论治、审机论治等,既可选择专病专方,亦可随证选方,随症治之。既可审因论治,亦可审机论治,抑或察"三因"而论治。既可辨中医之病治之,亦可辨西医之病治之。予在临证之时,常根据患者具体情况,分别采取不同辨治方法。无证可辨,从辨病认治。如乙肝"带毒"患者,临床无症状、体征及肝功能异常,则用养肝解毒丸;而肝功能异常无明显症状者,则用垂黄降酶汤。对无病可辨者,则从辨证论治。如对原因不明之高热,则据其脉症,随证选用"甘温除大热"之补中益气汤,或清透少阳三焦热邪之蒿芩清胆汤。对病情重而急者,即从辨主症论治。如"亡血虚脱""血脱益气",则选用独参汤,"热厥""厥应下之",则选用承气汤。阳气暴脱用参附龙牡救逆汤(人参、附子、龙骨、牡蛎、芍药、甘草);阴气欲脱用固脱煎(生脉饮加白芍、甘草、萸肉、龙骨、牡蛎)。病情单纯,证候不复杂者,则常审因论治,如风寒外感则用葱豉汤,肝火上炎之目赤肿痛则用龙胆泻肝汤。病情复杂,证候不单纯者,则常须审机而治。如慢性肝炎、肝硬化病,既有脾虚气滞之腹胀,又有湿热水聚之腹水,则用中满分消丸进退。此为予运用诸审疾论治方法之大概。然而审机论治,则往往贯穿诸诊治全过程(予之治案悉多准此原则)。一愚之得,如此而已。总之,全在医者,慎思、明辨、审察之精详。多元识病,把握疾病之要害所在,随宜治之,中医审治疾病谋略丰富多彩,不单调,不局限,且其治疗方法,亦常有异曲同工之妙。

4. 审疾论治之科学内涵

(1)辨专病用专方:近代某些医家遵循宋金元明清诸医家畅论辨证论治,过分强调辨证论治为中医特色,致使部分人误以为中医诊疗只辨证不辨病,甚至造成偏见。须知历来中医临证,以辨病为第一要义。诚如宋代名医朱肱《南阳活人书》就指出,应"因名识病,因病识证"。徐灵胎谓:"证者,病之所见也。"即指明病规定证,证从属于病。可见病贯穿于疾病之全过程,而证则出现于疾病过程中之某个阶段。诚如岳美中老师所谓:"病是基本矛盾,证是主要矛盾,各有自身的特殊性。"同时强调辨病论治,专病专方应用之重要性,"有是病即用是药,故一病有一病之专方……不能辨病,焉能识证,不能用方,焉能施治。"如少阳病之用柴胡剂,胸痹之用瓜蒌薤白剂等均是。予之临证,常重视专病专方之应用,如治白喉之用加味养阴清肺汤,痤疮之用消痤饮,睡眠障碍之用养心安神胶囊,慢性胃炎伴幽门螺杆菌之用益胃清幽胶囊等,均是辨治专病之用专方者。

但必须指出,由于历史原因,既往中医所立病名,尤其是古代中医病名,限于当时科学水平,其病名诊断依据,缺乏特异性,甚至病名与证候往往混淆不清。予意,科学昌明之今日,在保留中医病名外,必须借鉴今之西医病名,有利于明确诊断,明确病之症结所在,有利于总结治疗经验,推广应用。

中医辨病与西医辨病之结合治疗，不仅是形式上之结合，更重要的是理论上之结合，以求达到融会贯通之境界。予临证时，常以中医理论为指导，运用现代之理化检查方法，扩大识病视野。例如重症肝炎、血氨升高之肝性脑病患者，联系《温病条辨》"脾郁发黄，黄极则诸窍为闭，秽浊塞窍者死"之理论，用逐秽解毒之加味承气汤，使肝性脑病患者转危为安。根据病之部位、脏腑特性，认识疾病之病因病机，如肝阴亏虚、疏泄不利、湿热瘀结致生肝内胆管结石患者，用养阴柔肝、疏利排石法之三金一贯煎，而奏疏利排石之效。根据发病特点、病邪性质，认识疾病之病因病机，如急性猩红热病，据其发病迅速、易于传染和证候热象偏盛之特征，其病因病机属于中医"温热疫毒"之邪犯于咽喉，临证常投以清瘟败毒利咽之剂而获效。

予临证时，常遵循岳老之教诲，辨证论治与专病专方专药相结合，进而常将辨证论治与微观辨病相结合，灵活运用专病专方专药，使其相得益彰，更能提高疗效。如治慢性胃炎、炎性息肉形成，兼见血瘀证候者，则在所选用之方中加用丹参配赤芍，莪术配生黄芪；胃腺肠上皮化生，见湿热毒邪蕴结中焦者，则在所用方中加用白花蛇舌草、生薏苡仁等味；肝炎病、肝功能异常，转氨酶升高，见湿热蕴结肝经者，则选用垂盆草、田基黄、鸡骨草、水飞蓟等药，均能获效良好，体现了中医宏观辨证与西医微观辨病相结合之用方模式。

（2）辨方证/药证论治：辨方证/药证论治者，即指辨方（主要为经方）、药（亦主要为经方用药）之指征和证据而论治也。前者如"脉浮，汗自出"为桂枝汤之方证，"心中烦，不得卧"为黄连阿胶汤之方证；后者如"喘家作，桂枝汤加厚朴杏子佳""腹满时痛者，加芍药；大实痛者，加大黄"，则"喘家作"为厚朴、杏子之药证，"腹满时痛"为芍药之药证，"大实痛"为大黄之药证。谓据方证、药证而论治也。

辨方证贵在抓主症。症谓病象，即症状，亦称症候或病候，为患者之痛苦所在，常为疾病本质之外在表象，是以《内经》譬之为"下有渐洳，上生苇蒲"。故诊察疾病可以"揣诸外，而知诸内"。主症，即患者在疾病过程中最突出而具特征性之病候，较能准确地反映疾病之主导病机。辨主症而治，常能使患者之痛苦缓解而获得较好疗效。尝考辨症论治源流，汉代张仲景于《伤寒论》中已发其端倪。其曰"伤寒中风，有柴胡证，但见一证便是，不必悉具"。其曰柴胡证，即指"往来寒热，胸胁苦满，嘿嘿不欲饮食，心烦喜呕"诸症状。仲景并常于有关方证加减法后，突出治主症，可谓开辨治主症之先河。至若干呕吐涎沫之用吴茱萸汤,心中懊憹之用栀子豉汤,脉结代、心动悸之用炙甘草汤等,亦均为治主症之典范。予于临证中,亦常注意辨主症论治。如用川乌独活汤之治坐骨神经痛,其中乌头镇痛之用,即是为治其痹痛主症而设。

(3)审因论治:即针对疾病之病因论治。《内经》谓"必伏其所主,而先其所因",陈无择《三因方》谓"凡治病,先须治因,不知其因,病源无目"。均强调治疗疾病针对病因之重要性。盖中医所谓病因,其内含有二,一为致病之因,如六淫、疫邪、饮食劳倦、七情内伤;二为审证求因之因,如《内经》谓:"夫百病之所始生者,必起于燥湿寒暑风雨,阴阳喜怒,饮食居处。气合而有形,得脏而有名""风胜则动,热胜则肿,燥胜则干,寒胜则浮,湿胜则濡泄"。审因论治,在临证诊治中,颇具重要意义。予治肾盂肾炎,病由湿热邪毒犯肾者,常从审因论治而立法组方,汇集了半枝莲、连翘、白花蛇舌草、萆薢、知母、黄柏、凤尾草等清热解毒、利湿通淋药,组成"莲草知柏汤"为治,疗效尚称满意。

(4)审机论治:审机论治,即掌握疾病之病机而论治。《内经》谓"谨守病机",唐代王冰释为"病机,病之机要也",明代张景岳亦释为"机者,要也,变也,病变所由出也"。可见病机即疾病发生、发展、演变、转归之机理所在。是以审疾论治应以探求、掌握病机为第一要意。溯乎中医之学,《黄帝内经》已开审机论治之先河。其曰:"审察病机,无失气宜。"又曰:"谨守病机,各司其属。有者求之,无者求之,盛者责之,虚者责之,必先五胜,疏其血气,令其调达,而致和平。"指出审察病机,求其所属,辨其有无,以明虚实。掌握其病机、病性、病位、病势,脏腑气血虚实之变化。通过虚补实泻,寒温热清,调和阴阳气血,而使阴阳气血失和之病理状态复归于和平。由此可见,谨守病机为审疾论治之核心。《内经》"病机十九条",为辨证求机而树规矩,守机施治而立准绳,垂后世中医审机论治之典范。揆诸临证实际,"谨守病机",常为审疾论治之纽带,为诊病理论付诸治疗实践之桥梁。盖病证以病机而存在,故治病之道常以"谨守病机"为核心。夫病有病之病机,其病理机制贯穿于病之全过程;而证有证之病机,为病之某一阶段之病理变化机制。予常遵此原则,辨病辨证,审机而治。如猩红热病,其病之病机为风热疫毒犯于肺胃咽喉,故其治疗以清泄邪毒为基本原则。然而病之阶段不同,病机各有特点,治法亦有异。初起邪犯肺卫,以辛凉宣泄肺卫为治;邪热入里,以清解热毒为治;热邪内陷营血,则治宜清营凉血,泻火解毒;营阴受伤,则治宜清营养阴为主。是皆审病、证之病机而立法施治也。再者,病同而治异者,其证候之病机异也;病异而治同者,亦所现之证候病机同也。总之,病机是联系辨病辨证与立法遣方用药之枢纽,故予审疾论治常赅以病机为核心。为医者,务须精审病机,而施治庶无差忒矣。

此外,审机论治,亦有"治未病"之含义,所谓"先安未受邪之地"。"见肝之病,知肝传脾,当先实脾",亦是从分析病机、先期而治,即所谓"发于机先"之治则也。

(二) 参合"三因"

参合"三因"者,谓临证时不仅要善于审察患者之疾病,同时,犹须善于审察其体质,并与之有关之天时气候、地理环境诸多因素,即施治必须遵循因人、因时、因地参合"三因制宜"之法则也。且夫,人生天地之间,与大自然息息相通,故治疗立法,亦常须全面考虑。

盖以人之禀赋各异,男女有别,强弱不同,是以有病同而证异,亦有证同而病异。即如外感表证,阴虚之体,多见津液不足之证,解表常须佐以滋养阴液之法;阳虚气弱之躯,又常见阳气虚弱之象,解表又常参以温补阳气之法。又如慢性萎缩性胃炎患者,证见脾胃气虚阳虚者,治疗常须进以参芪甘温益气温养之品,脾胃阴液不足者,则治疗常投以沙参麦冬石斛清养胃阴之药。时令气候寒暖不同,亦常对发病证候有不同之影响。如春季时令之上呼吸道感染,常用银翘桑菊之属。盖以春为温令多风,风属阳,温化热,先伤上焦肺卫,鞠通之方较为合适。冬季上呼吸道感染,葱豉、荆防甚则麻桂诸方,亦为常用。盖以冬为寒令,主闭藏收引,易使人腠理闭塞,仲景、《肘后》之方,较为适用。曾记,予于年轻时,治一哮喘患者,发于冬季,用小青龙合射干麻黄而获效。翌年春,宿疾复作,以印象所及,未加思索,照搬青龙射干剂,服后非但无效,而病情反加剧,且增烦躁。再经详察,辨证为痰热阻肺,肺失宣肃,转用麻杏甘石汤合苇茎汤加味,而病情得以转安。由是得知,冬春气候不同,寒暖有别。肺经伏饮,有从阴化寒、从阳化热之迥异。其治法自应随证之变化而有别也。又考《内经》有"五方之治异"。地区有高下寒热燥湿之不同,致病情寒热燥湿各异。尝治一患者,寓居西北地区易罹胀满,投以厚朴温中汤而满除,及至安居东南地区,而又罹疮疡,进以黄连解毒汤而疡已。诚如《内经》所言"适寒凉者胀,之温热者疮"。由上可见,审疾论治时,于人之体质、天时气候、地理环境不可不察也。亦即在临证时,须遵循参合"察三因",以制定适宜之治疗方法也。

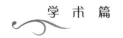

三、遣方用药，操纵有权

中医临证治病，常要求理法方药贯穿一线，自成体系。遣方用药是临证辨治之最后阶段，关系到治病获取疗效之重要环节，自然也是一门重要学问。临证遣方用药，其最要者，惟在操纵方药之治病方略、技巧。是以清代名医徐大椿谓"操纵之法，有大权焉"。盖谓医者临证，必须在精准审疾之前提下，制定高明之论治谋略，进而正确、巧妙操纵驾驭方药以治病，从而获取理想之疗效。诚然，为医治病，能达到此境界者，亦非易事。必须：一者，要有扎实之中医功底，要求熟读中医经典著作，深入领悟古今名医名方组方旨义；二者，要有名师指点，得其用方之学术真谛；三者，要有丰富之临证实践，尤其要多治难治病、险重病，从中积累治病经验，获得真知。盖谓谋略、技巧出自智慧，而源于知行也。

（一）以经方为主体并博采众方

张仲景先师之方，后世尊称之为经方。仲景之后，则常称为后世方或时方及有清温病学家之温病方，但均可称为众方。

予之治病也，理论则遵《内经》，治方则崇仲景。其所以笃宗经方者，以予之所学，尝以四部经典著作（《内经》《伤寒》《金匮》《本经》）始，为临证之应用经方打下了先期必修之基础，并常效法先父照棠翁运用经方，此为予学经方之始源也。及其用方既久，深感经方法度谨严，君臣佐使，组合有序，并体现"法以方传，方以法立"之组方原则，用药精炼，药无虚设。诚如岳美中老师所谓："经方之可贵，在于有方有法有药。"用之得当，疗效卓著，常能愈大症，起沉疴，此为予用经方之体验也（并以此认为学中医用方，首先应从学用经方始。如写汉字书法，应以颜、柳字帖为范本，习其骨架，练就书法基本功）。是以予临证用方，则常以经方为首选，进而为后世方或自拟方。尝感使用经方，如行拳之有步法，奏乐之有章法。应是有规矩可循，有章法可依。撮其应用要义，有如下数点：

一者，按辨病、辨证、辨症及掌握或然症、审机察因而使用。如百合地黄汤之用治百合病，乃辨病而使用也；当归四逆汤之治"血虚寒滞"之颈椎病、坐骨神经痛、雷诺病、腓肠肌痉挛等病，乃辨证而使用也；芍药甘草汤之缓急止痛，用治肋间神经痛、痛经、腓肠肌痉挛等病，乃辨症而使用也；又如四逆散加薤白等味用治直肠周围炎，乃掌握"或然症"而使用也；黄连阿胶汤之应用，则掌握"阴虚火旺"之病机，用治心律不齐、肺结核、支气管扩张、功能失调性子宫出血等病,乃审机而用也;乌头汤之用治寒湿痹痛之坐骨神经痛,乃察因而使用也。

二者,明经方组方立义而拓展应用。予寝馈于仲景之学,于兹有年,深感仲景先师,不唯是一位具高明理论之医学理论家,又是一位临证经验极其丰富之临床医学家。诚如恩师岳美中先生所云:"法崇仲圣思常沛,医学长沙理自真。"仲景所传经方,组方法度谨严,疗效卓著,为后世及现代医家所常用。然而时至今日,尚有好多经方有待开拓发展运用。如所传炙甘草汤既可用治伤寒脉结代、心动悸,又可用治肺痿。前者,为医者所常用,而后者罕其用,颇属憾事。予以其功能滋阴益气、生津润燥,而治津气两虚、燥热内生之肺痿证,亦甚有效。又如当归贝母苦参丸,依其组方立义,有养血和血、清热燥湿、化痰散结、利窍开闭诸功效,而加减化裁应用于肾盂肾炎、泌尿道结石、前列腺增生、病毒性心肌炎、慢性支气管炎、乙型肝炎(肝功能异常)、溃疡性结肠炎等病,均能用以致效。诸如此类经方,实有临证开拓应用之价值。

临证治病,常需注意患者之病理、生理,更应掌握其方理、药理。在这方面,前人治病,明脏腑特性、喜恶之情而遣方用药。如清代医学大家叶天士,遵循《内经》脏象经旨,继承仲景医学学术思想,于治脾胃发挥谓:"脾宜升则健,胃宜降则和""太阴湿土,得阳始运;阳明燥土,得阴始安"。予治慢性肠炎,证为飧泄,食不化,则用雷丰《时病论》之暖培卑监法合理中汤,"暖培其脾土也。脾喜燥,故佐以苍术,喜温佐以益智,喜升佐以葛根,喜甘佐以粳米",理中汤本为温中健脾之名方,均从脾土虚寒之病理,和脾之特性、喜恶之情而遣方用药,故治之每验。又治慢性萎缩性胃炎,证见胃阴虚而湿热中阻者,予则常遵"胃喜柔润"之特性,而以柔润胃阴、清化畅中之法为治而获效理想。

三者,方随证转并参合"三因"加减化裁而使用。夫病邪之客于人体,常因人之禀赋强弱、年龄长幼,及气候、地理诸因素之影响,而致证候有异,故治方常随机而加减化裁。如桂枝汤之治营卫不和证,常随证之变化及参合"三因",从病证实际出发,而加减化裁进退。宋之大文豪苏子瞻云,"药虽进于医手,方多传于古人",予则谓,"方虽传于古人,药善进于医手"。如对于"发汗后,身疼痛、脉沉迟者",则以"桂枝加芍药生姜各一两人参三两新加汤主之",即于桂枝汤加重芍药、生姜,并加人参,改名为桂枝加芍药生姜人参新加汤,则其方已为养营通阳、益气阴以生血之剂。予尝以是方加龙骨牡蛎合理中汤治一男性青年腹壁后肿瘤切除术后,大汗出不止,并不思食,神疲乏力,面色夭,舌质淡、苔白,脉细弱,取其调和营卫止汗、开痞进食之用,服后果汗出止而胃纳开,精神渐转爽。

四者,师法不泥而灵活用方。即所谓用方贵在灵活。如吴鞠通治下焦温病真阴欲竭之复脉汤,治阴虚风动之一、二、三甲复脉及大定风珠,救逆汤等方,皆师仲景之方而不泥其药者;俞根初治湿热之邪踞于少阳三焦之蒿芩清胆汤,则又师仲景柴胡汤法而不泥其方者。是皆可供临证参考者也。

五者,知其禁忌证而不盲目用方。使用经方不但要掌握其适应证,做到有的放矢;同时,还应掌握其禁忌证,力避治疗差忒。如仲景对麻黄汤之应用,提出"九禁"。约言之,为"阴虚血少,里虚阳微"者禁用。尤当注意,庶不致孟浪使用而致偾事。

然而事物总在不断发展,经方因历史之局限、知识之制约,亦常有不能满足应用之感。如头痛一症,其因于肝寒上逆者,当为吴茱萸汤所主;若因风热上干头目而致者,则当选用后世《寿世保元》清上蠲痛汤。又如,热病神昏谵语,其由于阳明燥屎内结者,当为承气汤所主;若为热邪内陷心包而致者,仲景书不载,则当选用后世温病方,"安宫牛黄丸主之,紫雪丹主之,局方至宝丹亦主之"(《温病条辨》)。再如,中风痰热内闭腑实证之中风昏迷急症,仲景书既不载其治法,即后世方书亦难觅合适之方,是以予尝以自拟新方——菖蒌承气汤应用而致效。由上可见,予临证之用方也,首选经方,依次为后世方(时方或温病方),或自创新方以为治病之需。总之,治病选方用药,则常以经方为主体,而博采众方以致用。

(二)审疾察机而创制新方

因临证治病尤其是治疑难病之需要,为提高其疗效,往往在学习前人治病经验之基础上,并结合个人临证心得,根据中医理法审疾察机而制定新方,以冀获得较理想之疗效。如治中风中脏腑、内闭实证之菖蒌承气汤,方用菖蒲、远志、瓜蒌皮子、大黄、枳实、玄明粉、薄橘红、黄郁金、生石蟹、川牛膝,功能通腑宣窍、清化热痰、潜降下行,即是针对中风痰热腑实、风阳升动之病机而制定的新方。对中风神昏,证见里实,投以本方通腑宣窍,常可得下而神清者,可资临证参考。又如治白细胞减少症之黄精二至煎,方用黄精、旱莲草、女贞子、生地黄、当归、太子参、仙鹤草等药(并随证加减),功能滋补肝肾、益气养血,即是针对肝肾精血亏虚之病机而制定的新方。治白细胞减少症,证属肝肾不足、气血亏损者,用之多验。再如降逆和胃饮(黄连、吴茱萸、法半夏、陈皮、茯苓、炙甘草、竹茹、枳实、生大黄、藿梗、黄郁金、杏仁、蒲公英、煅瓦楞子、焦三仙、生姜、红枣)治胆汁反流性胃炎、食管炎证属胆邪犯胃,痰热中阻者;冬部镇咳煎(天麦冬、百部、白沙参、杏仁、象贝母、木蝴蝶、陈皮、炙甘草、竹茹、枇杷叶)治百日咳;痛风得效方(土茯苓、萆薢、忍冬藤、炙甘草、络石藤、赤芍、威灵仙、川怀牛膝、车前子、木瓜、通草、伸筋草、丝瓜络)治痛风属湿热痹阻经络者;乳癖得效方(夏枯草、牡蛎、青皮、陈皮、瓜蒌皮子、海藻、昆布、赤白芍、象贝母、蒲公英、橘核、当归、醋香附、王不留行、皂角刺、炮山甲、生地、漏芦、太子参、沙参、金橘叶)治乳腺小叶增生症;湿疹获效方(生地黄、当归、川芎、赤芍、制何首乌或用夜交藤、僵蚕、红花、大小胡麻、苦参、白鲜皮、地肤子、萆薢、桑叶、乌梢蛇、炙甘草、土茯苓、忍冬藤)治慢性湿疹;等等。

科学在进步,医学科学研究在不断深化。今之病理生理、中药药理及临床实验研究成果,对中医临证组方遣药有颇多借鉴之处。如结合现代药理知识用药,往往对胆汁反流性胃炎病理机制的逆转,具有一定的针对性和有效性。如枳实能促进胃肠蠕动,增强胃排空能力,与芍药、甘草合用,又可降低迷走神经的兴奋性,提高幽门括约肌张力,从而控制胆汁反流。如大黄与枳实相伍,有明显的控制胆汁反流的作用。黄连、蒲公英等药,有抑制和杀灭幽门螺杆菌的作用。乌贼骨、象贝母,有抑制胃酸、保护胃黏膜的作用。故予用治胆汁反流性胃炎病之降逆和胃饮,即参考现代之中药药理及临床实验成果,遵照中医审疾论治理法而创制之新方,为临证所常用。利用现代之药理知识,针对病理变化用药,可谓审疾察机而制定新方之一大发展也。

四、治养并重,有利康复

中医治病,要求合理施用方药治疗,同时,更应重视饮食宜忌、精神调养。俗谓"三分治,七分养",要求饮食有节,起居有常,调和喜怒,怡情悦性,适度活动。有助于提高疗效,促进康复。如治慢性胃炎,嘱其饮食宜清淡、易消化、无刺激性,不宜食用生冷、辛辣食物,进食须细嚼慢咽,并适当运动,保持良好情绪,避免精神刺激,注意按时休息,有利于康复。饮食调养应注意两点:一者,辨病调养,如"三高"(高血压、高血脂、高血糖)患者,应注意清淡饮食,不宜醇酒厚味,肥甘油腻,并注意适当活动。二为辨体调养,如阴虚之体,宜食养阴之品(如莲子、山药、百合、银耳等食品),禁食辛辣燥热食物,并须节制房事。痰湿之体,饮食宜清淡,忌厚味油腻,并须适当活动。饮食宜忌、精神调养,有助于治疗,促进康复,是以不可不谨而行之也。

第三章　学术成就

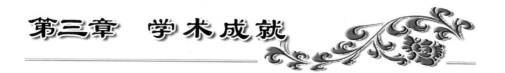

予不敏,孜勤于中医之学,读书、学习、临证践行,于兹六十余载,岂敢自言成就。惟能勤以补拙,欣一得以辄慰,惜敝帚而自珍。爰不揣其谫陋,乃托盘而献出。尚有望于高明,不吝教我。疏其小成,约有如下数点:

一、撰著我国第一部《中医虫病学》

此书对祖国医学,上起《内经》,下迄现代,对中医有关蛔虫病、钩虫病、蛲虫病、绦虫病、姜片虫病的寄生虫学、流行病学、证候、诊断、预后等的认识,作了历史的、系统的、科学的探讨和阐述;并在总结中医中药防治寄生病虫病的医疗经验和科研成果的基础上,结合个人的医疗实践,对寄生虫病的治疗,做了详尽介绍,为我国第一部《中医虫病学》,有俾临床实用和科学研究。邓铁涛老师曾作题词谓"喜读新篇"(由陕西科学技术出版社出版,1991—2002年先后印行2次)。

二、最先对承气汤作初步研讨

承气汤为仲景经方"下法"系列方。对内、妇、儿各科疾病尤其是感染性疾病及急腹症、急重症,见里实热证者,常为重要治疗方剂。用之得当,常可获立竿见影之效。惟新中国成立以来,尚未见专题论著。是以,在认真研读《伤寒论》诸中医经典著作基础上,结合个人临证经验,率先对其使用目的、适应证、禁忌证、方剂组成意义等作了专题研究——《关于"承气汤"的初步研讨》,发表于《中医杂志》1956年第2期(并有幸与恩师岳美中先生《黄耆之应用及其禁忌》同期发表)。

三、率先提出"眩晕从瘀论治"

自《内经》以降,下迄河间、丹溪、景岳诸前贤,论眩晕者,多从风、火、痰、虚论治。然临证所见,因瘀致眩晕者,亦复不少。较常见于心脑血管疾病、颈椎疾病及颅脑外伤等病。乃考其源流,举其辨证要点,论其治法,主要以疏调血气为要。气虚血瘀者,治以益气活血;气滞血瘀者,理气化瘀;气逆血瘀者,调气活血;外伤血瘀者,活血通络。以其在中医学中,首先提出"眩晕从瘀论治",似可称为立论新颖。其对于丰富中医有关眩晕的学术内容,开拓辨证思路,指导临证实践,提高疗效,似均有积极意义和参考价值(发表于《中医杂志》1992年第9期)。

四、首先提出"阳明血分证治"

仲景《伤寒论》,对阳明病证治论述甚详,既论及阳明病气分证,又论及阳明病血分证。而后人于阳明病血分证却甚少论及。然临证所见,阳明病气分证固多,而阳明病血分证亦复不少。乃在温习《内经》《伤寒论》等经典及有关著作的基础上,并结合个人之临证实践经验,首先提出阳明病血分证"四大主证"——发斑、发黄、吐衄、蓄血,并联系临证实践,详述其论治。从临证角度看,阳明病血分证,常可见于急症、重症中。如重症肝炎、流行性出血热、流行性脑脊髓膜炎、尿毒症、各种败血症等。若辨治得当,投药中的,每能使病情转危为安。因此认为,认真研究阳明血分证治,对于扩大对疾病认识视野,开拓辨证思路,丰富现代中医临证辨治内容,将是有益的。同时认为,认真研究阳明血分证治,这对于拓展对仲景学说的研究,亦不无参考价值。本文发表后,曾获得老前辈邓铁涛老师亲笔写函赞许和鼓励(《略论阳明血分证治》论文,发表于《北京中医药》1986年第4期)。

五、首倡从痰热腑实论治中风

中风痰热腑实、窍闭神昏之证,为急重症。予于20世纪80年代初期,即以自创方菖蒌承气汤为治,获救者甚多。考之古代医家对于中风腑实证用下法者,有金元时代张元素之三化汤。然而,方中缺乏清化热痰及宣窍开闭、清降下行之品。是以予临证时则自创菖蒌承气汤,用药力避辛温升散,而以通腑泄热、化痰宣窍、清降下行之法组方。与中风之痰热腑实、窍闭神昏之病机相吻合,是以临证应用常可获如鼓应桴之效。可谓为中风之治应用下法别开生面,似可为临证者之一助也(方载《浅论承气汤在治疗急症中之应用》一文,发表于《四川中医》1984年第2期)。

以上仅为愚者之一得。既不敢妄自菲薄,亦岂能以此而自矜。"路漫漫其修远兮,吾将上下而求索"。巍矣哉! 中医学! 其科学内涵极其博大精深。予于中医之学,其未知者、未掌握者,极多极多。予将不断上下求索,岂因小成而自满。敢自挥鞭自奋蹄。曹孟德《步出夏门行·龟虽寿》有谓:"老骥伏枥,志在千里;烈士暮年,壮心不已。"予年虽垂老,而形志未老,愿与青年学子,携手并进,为弘扬中医大业,共同努力!让伟大的中医学霞光异彩,更加绚丽灿烂,照耀人寰,泽被众生。岂道桑榆晚,为霞竟满天!

书稿将杀青,客有过予之弘医斋,见其书稿,惊喜不已。惊则谓:耄耋老翁,依然精神矍铄,笔耕不已;喜则谓:书将问世,祝其造福人群。予则感慨谓:"写书苦,成书乐,苦中求乐;说来易,做来难,易者不难。"并尝赋小诗一首以自慰。诗曰:"八二医翁尚著书,年来岁月未蹉跎,岐黄仁术传薪火,功益含灵岂一般。"不以著书之苦为苦,而以之乐其乐。予之心愿,拙作之问世,倘能于中医学或有小补,造福人群,则感幸甚矣!

小文将告竣,爰疏数言,寄语青年中医诸君,并以共勉,聊作本文结语。不当之处,尚祈高明鉴正焉。语曰:多读书,研经典,取众长,集广益,勤临证,善总结,慎思考,明辨析,拜名师,交益友,温故闻,纳新知,重医德,为民生,本姓中,莫偏线,求创新,兴大业。

第四章 从医真言

一、切实掌握中医成才"四大要素"

予从事中医临证六十余年,深深感到,学中医不难,但成为一位名副其实中医则难。关键在于有无医德,有无"大医精诚",即精诚为民服务之高尚品质,有无学识,有无审疾论治能力。因此,欲成为一位名副其实之中医,首先必须具备高尚之医德,同时须具备中医成才之要素。予敬仰后汉张仲景,不唯其是一位伟大的医学家,更是一位可师可法的学者。仲景先师为我们指明中医成才之要素为"勤求古训,博采众方,并平脉辨证"(《伤寒杂病论》序)。惟以时代在发展,科学在进步,对中医学术素质要求又赋有新的时代特征。因此,予认为在弘扬仲景学术思想的基础上,结合新时代新要求,对中医成才要素初步提出为:寻求古训,博采众长,临证实践,接纳新知——中医成才"四大要素"。今述于后,供有志中医者参考。

1. 寻求古训,学用经典

精读中医经典名著,如《内经》《伤寒》《金匮》《本经》诸经典。盖《内经》为中医理论之渊薮,不读《内经》则不足以明中医基本理论,则不能登中医之广宇大厦。正如王冰比拟所云:"且将升岱岳,非径奚为?欲诣扶桑,无舟莫适。"《伤寒》《金匮》集中医古代诊疗之大成,《本经》则述药性之用及配伍之宜。概言之,即《内经》论理,《伤寒》《金匮》立法、制方,《本经》述药。如是则理法方药俱备,而构成中医固有之理论体系。然而,中医经典著作,"其文简,其义博,其理奥,其趣深",读之者,切不可浅尝辄止,必须刻苦精读,明其理义。若理解不深不透,则往往会犯"似曾相识"之毛病,更难以学以致用。故予尝曰:读经典,必须"沉潜焉,以玩其味;反复焉,以穷其理"。只有熟读心悟,始能明书中奥旨,领悟精义,有俾临证运用。借以指导实践,分析病证,处理病证。如《内经》谓:"阳加于阴,谓之汗;阴虚阳搏,谓之崩。"从而可以悟出,前者汗证之病机,由阳亢阴虚所致,可用泻火滋阴敛汗之方为治;后者崩漏之病机,由阴虚火旺所致,可用养阴清热固经之方为治,可见其经文对临证产生指导意义。如见中毒性菌痢患儿之"热深厥深",立即联想到《伤寒论》"厥应下之"之明训,而用承气汤治之。又如见肠梗阻病,腹绞痛而大便秘结,立即联想到《金匮》有谓"痛而闭者,厚朴三物汤主之"。又如《本经》谓:当归"主咳逆上气",《别录》谓贝母治"咳嗽上气",并联想到苦参能清热解毒,故将当归贝母苦参丸(汤)移用于慢性支气管炎,证属痰热蕴肺、肺气上逆者。如此等等。若不熟读经文是不能达到这一地步的。所谓熟读深思,其义自知。临证时,好似源头活水,左右逢源,自然能应用裕如,信手拈来。如予用调中升降法治疗脾胃病——胃黏膜脱垂症、胃扭转、不全性幽门梗阻、胃下垂、十二指肠壅积症,即师法于东垣调补脾胃法。

2. 博采众长,参合各家

即采纳古今诸名家,如金元四大家、清代温病学家及现代名家学说、诊疗经验,以促进、提高自身之中医理论水平,丰富其诊治方法,以提高疗效。若东垣之于调理脾胃,张景岳之于调补肾阴肾阳,傅青主之于妇科诊疗,叶天士、吴鞠通之于温病辨治,王清任之于活血化瘀方之应用,均可师可法者。如予用补阳还五汤治疗中风后遗症、小儿麻痹症、颈椎病、脑动脉硬化症、糖尿病并发神经病变,悉师法于王清任之活血祛瘀法。及至现代,中医名家辈出,学说林立,气象万千,异彩纷呈。若吾师岳美中先生之于经方之研究、应用,可谓出神入化;任应秋、方药中二位老师于经典著作之阐发,有俾学用;邓铁涛老师之精于诊法,创望、闻、问、切、查五诊,并均有其丰富之临证经验,值得吾人师法传承者。参合各家,亦须注意效方之收集应用。如前述岳老之固本丸,控制慢性支气管炎发作,朱良春先生之定喘散控制哮喘发作,为临证所常用。又如现代方,刘延龄氏之经验固脱煎(方载《中医杂志》1964年第7期)用治热病,正不胜邪、元气外脱之危证;周云霄等氏之三参稳律汤(方载《中医杂志》1991年第11期)用治心律失常。以其有效,予曾作方歌:"刘氏传来固脱煎,参(人参5g)甘(甘草9g)五味(五味子9g)寸冬(麦冬6g)连,山萸(山萸肉30g)杭芍(杭白芍30g)生龙牡(龙骨、牡蛎各13g),气阴欲竭力能痊""三参稳律红(红参6g)丹(丹参30g)苦(苦参15~30g),归(当归30g)麦(麦冬12g)茯神(茯神15g)五味(五味子12g)同,薤白(薤白9g)通阳枣(酸枣仁30g)滋养,引以琥珀(琥珀3g,冲服)可宁神",以便应用。由上可见,博采众长,以丰富治疗方法也。

3. 临证实践,躬身践行

《墨子》有云:"士虽有学,而行为本焉。"盖读书为知为学,而临证为践为行,学和行为辩证关系。无学则难以践行;无践行则难以检验其所学。谚有云:"熟读王叔和,不及临证多。"意谓实践之重要性。是以南齐《褚氏遗书》有云:"多诊识脉,屡用达药。"妙哉斯言!要之,不多诊,焉能识脉;不多用,焉能达药。诚如南宋诗人陆游所言:"纸上得来终觉浅,绝知此事要躬行。"绝非"纸上谈兵"所能办到。予则谓:实践出真知,临证长才干。忆予少年时,随先翁照棠先生学医时,即边读书,边临证,进而"昼日临床夜读书"。边临证,边读书,临证时,注意观察疗效,总结经验。记得首位被观察之患者为李姓青年妇女,患破伤风口噤,使用《医宗金鉴》撮风散(蜈蚣、全蝎、僵蚕等),服药后,口噤即开,能咀嚼进食。曾用《中医杂志》所载之大戟散并配合食疗法乌鱼大蒜汤,治疗肝硬化腹水并全身水肿,竟获效机,自信中药治病疗效神奇。更增加从事中医之信心。其后观察用加味葛根黄芩黄连汤、加味金刚丸治疗小儿麻痹症,清上蠲痛汤治诸般头痛(血管神经性痛、上颌窦炎、三叉神经痛等头痛),皆历验不爽者,并对中医理论亦常体验其指导意义。如孙思邈有谓:"阳虚者,阴必走。"予尝以理中汤加味,用治脾阳虚不能摄血之斑疹、吐衄、便血,用之果获效验,足见其理论之价值,对临证富有指导意义。由是,予常谓,不临证无以论理论之价值,不实践无以论方药之疗效。

4. 接纳新知,锐意创新

谓其接纳现代科学(自然包括现代西医学)新知识与现代中医学科研成果,为我所用。借以提高、丰富自身之所知、所掌握,期其与时代发展同步,以适应现代社会之客观需求。临证体会到:中医辨病辨证,常须参考现代理化检查结果;遣方用药,亦常参考现代病理药理之所得。中医科研总结,亦常借助于现代科研思路、科研方法、科研手段,来研究中医、认识中医,并推进中医走向世界舞台。因此认为,接纳新知,锐意创新,有利于触发创新思维,有利于创新中医理论,有利于启发诊疗思路,有利于丰富治疗内容,提高疗效。

由上可见,有志青年中医,倘能自觉重视医德,不断提高素质,并以锲而不舍的精神,在学业上下一番功夫,从源到流学好中医,切实掌握成才"四大要素",则不难成为一名名副其实之中医矣。

同时,还须提高思想认识,处理好两个关系:即如何看待中医继承和创新的关系问题,和如何看待中医与西医的关系问题?愚见认为,其一,应在继承好中医的基础上,搞好创新发展;其二,不排除西医的科研方法、检测手段,应为我所用,借以发扬、创新中医。

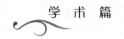

二、坚持以中医学术思想指导临证实践

思想为行动之指南,欲为一名"铁杆中医",首先必须树立正确之指导思想,作为行为之准则。要热爱中医,精研中医,为中医而生,为中医而战。中医之指导思想,应是固有之中医本原思想。其文化本原、医学理论、健康理念,均深刻体现中华传统文化固有之理性思维。即以"仁者爱人"为思想准则。以阴阳对待整体恒动观为理论,并以之指导临证实践。中医搞辩证法,不搞一点论,如表证与里证,寒证与热证,虚证与实证等。强调恒动观念论,对人之病理变化,注意到"变动不居",不认为静止不变。主张人与自然之整体性,息息相关,并主张人体自身的整体性,不主张从局部片面认识疾病。凡此种种,均说明中医学术思想、理论原则无疑是科学的。再者,中医有史以来,常以经典著作作为中医固有学术思想、理论原则之载体。予则于临证时,常以经典著作理论作审疾论治之依据。如《内经》谓"督脉行身之背""肾主骨",而用阳和汤之温补肾督治疗强直性脊柱炎。"脾,其华在唇四白",而用益黄散治唇裂,皆遵循《内经》经旨所述,而审机立法组方用药。可见其理论对临证之指导意义。

予于此联想到,作为一名"铁杆中医",必须做到"三个自信""一个原则"。所谓"三个自信",其一为文化自信,中华传统文化,博大精深,其中包含着极其丰富的哲学原理和极其科学的逻辑思维内涵,因而作为温润之湿土,孕育、滋润着中医学苗壮成长;其二为理论自信,中医学有其富有的中医理论体系,如"天人相应""人与自然""阴阳五行""脏象""经络""病能"诸理论,对养生防疾、临证治病均有着科学的指导价值;其三为疗效自信,中医治病疗效,已为历史和现实所证实,不仅可以治慢性病,更能治急重病、疑难病。历代名医辈出,莫不以"妙手回春"而名著于世。全在医者,精勤于斯道,而造福于人民。所谓"一个原则"者,诚如《易经》所谓"天行健,君子以自强不息"。吾人作为中医之道的忠诚卫士,必须忠于斯道,奋发图强,恪尽职守。思想认识,所行所为,必须是"姓中不姓西"。庶使中医事业有望,为其永葆青春,而屹立于世界医学之林。

三、创新思维贵在"日新",继承尤重发展

一部光辉的中国中医科学史表明,中医学总是在继承前人学术经验的基础上,不断创新发展的,知识总是在不断积累,理论总是在不断升华的。吾人必须在继承前人中医学术理论和治病方法的基础上,不断发展、不断创新,以

适应社会发展需求,使中医学霞光异彩,不断绽放。窃思理论和治法之创新,首先必须思维之创新。然而,思维之创新,不是凭空想象之所得,而是通过在学习与实践——知和行之物质基础上产生认识上质的飞跃。予常思子思所言"博学之,审问之,慎思之,明辨之,笃行之",尝通过读书与实践,探究《内经》《伤寒》《金匮》及温病著作中有关阳明病之论述,如阳明"多气多血"之生理特征和阳明病斑黄吐衄蓄血诸病证之论述,结合诊治斑黄吐衄蓄血之临证经验,并经过悟性揣摩,而立阳明血分证治之论述。以冀其有俾于理论之创新和辨证治法之发展。又如眩晕病,历代中医名家,总认为"无风不作眩""无虚不作眩""无痰不作眩",其治法总是从风、从虚、从痰论治。然而,揆诸临证实践,心脑血管病变、颈椎病变及脑外伤等病,其眩晕常由因瘀而致者。是以予上溯中医学有关论述,结合临证经验并体悟所及,而作"眩晕从瘀论治"。冀其做到理论创新,治疗创新,或有补于中医学术内容,俾益于审疾论治是所望也。总之,继承中医,贵在创新发展,乃吾人之天职也。

四、精专多能,以适应社会客观需求

司马迁《史记》载:扁鹊行医于民间,"过邯郸,闻贵妇人,即为带下医;过雒阳,闻周人爱老人,即为耳目痹医;来入咸阳,闻秦人爱小儿,即为小儿医,随俗为变",可见扁鹊不仅医术精湛,又能"随俗为变"。即医道能适应社会需要而变通,为后世医家树立了全科多能之光辉典范。先师岳老曾主张学中医者,"四十岁之前不要分科,四十岁之后再分科",盖亦求其业之精而识之博也。予少受庭训,先翁要求甚严,诲之谓:"术贵精专,更求多能。"既要精于内科,更应掌握妇、幼、儿、喉诸科之诊疗技能,予谨遵之。随父临证时,除内科外,其他诸科疾病,皆尽心竭力诊之,并不断总结经验,以期提高内科及其他诸科诊疗水平。其时,对危重病人如重症肝炎、脑血管意外、流行性乙型脑炎、小儿麻痹症、白喉等病治疗获救时,内心甚感欣慰。

惟时代在前进,社会在发展,疾病谱亦在改变。因防疫接种之推广,昔日猖獗一时之白喉、百日咳、流脑、小儿麻痹症等传染病,几已销声匿迹。而因饮食生活习惯、心理、社会、环境等因素之影响,心脑血管疾病、睡眠障碍及痤疮、黄褐斑、多囊卵巢综合征等发病率日益增高。为研究新问题、采取新战略、运用新方法,在不断探索、不断总结、不断提高医疗技术水平,使诊疗技能与时代同步,以适应现代社会对医疗客观需求。如予之通脑络胶囊、降脂诸方、降浊蠲痹汤、养心安神胶囊、消痤饮、养颜美容胶囊、调冲消癥方等新方之创制(并同时将不少适合制胶囊的方剂制成现代中药剂型——胶囊方),均反映了"技与时进"这一要求之时代新特征。

五、重视养生,以胜任弘扬医道重任

尝读《内经》,首篇《上古天真论》即揭示养生之道。《阴阳应象大论》并郑重指出能否养生之不同后果——"知之则强,不知则老"。启玄子王冰在《素问》序中即言"夙好养生"。予于习医时读斯文深受影响,将养生之道视为有生必修之课,于养生术数,饮食起居,悉宗之行之,并坚持至今。予今虽年逾八旬,而精神依然矍铄,举动言行,悉未屈老,体力智力,更无衰意。临证为文,思维敏捷,不减当年。耳聪目明,面色红润,犹似年轻。或读书或笔耕,亦常可至深夜而不倦。步履轻便,每可行至数公里而不累。究其所之,盖得益于养生之道也。综其所行,约有数端。

一者,规律生活,健养有方。健形健脑补肝肾。后汉·华佗谓:"人体欲得劳动,但不当使极尔。动摇则谷气得消,血脉流通,病不得生,譬如户枢,终不朽也。"予少年习文爱武,喜拳术,练谭腿,打伏虎拳。青年时代长跑,玩石锁,举石担。中年后至今,晨起快走散步,练八段锦,打太极拳。多在广场树林下(予称之为"天然大氧仓")锻炼,呼吸新鲜空气,吐故纳新——每日充氧。练身健体,日无间断,寒暑风雨不辍,可谓几十年如一日。每日中午必睡午觉1~2小时,有利于精神充电。每晚必洗一次热水浴,先蒸后洗,自搓自洗。借以活动全身筋骨,并有利于促进血液循环,旺盛新陈代谢,活跃全身机能(家人戏称为晨起锻炼,晚洗澡,是两剂"大补药")。予以为晨练形体以养气,晚浴温身以活血,气充血活,则身体气血自调而诸病无由生也。健形尤当健脑,盖以人之衰老首先是脑衰老,予对抗脑衰老之方法主要为"运思"(所谓"用进废退"),读书、临证、著书立说、练写书法、作文赋诗,均为"用脑"练神养生之法。同时,经常注意活动手腕、手指关节,每次步行时,均有意识活动手腕、手指关节,动弹双手十指,如弹琴状(尤其是注意左手指动弹,有利于开发右脑功能活动,预防中风)。并常选食核桃,以其形似人之大脑,有营养神经益脑充髓之功。服药饵以补益肝肾。年轻时,即服首乌延寿丹,补肝肾,强筋骨,乌须发。中年后,每日服六味地黄丸,补益肝肾。盖肝开窍于目,肾开窍于耳,肝主筋,肾主骨,肾生骨髓,脑为髓海。是以补肝肾当有益于聪耳明目,强壮筋骨,补益脑髓。

二者,合理饮食,有益嗜好。饮食营养,为人体生理活动、能量代谢必须之来源。予常注意营养平衡，食不单调，即合理膳食，食物荤素搭配。荤食中主要为鱼、禽蛋类，素食主要为豆类、各种蔬菜，并每天坚持食用水果。

饮茶少酒，无烟嗜好。《随息居饮食谱》谓：茶叶"清心神，凉肝胆，涤热，肃肺胃"，故予每日喜饮茶，主要为绿茶、白茶。饮酒则甚少（主要是低度酒，不饮烈性酒），而与抽烟则绝对无缘。

三者，雅趣怡情，书砚花鸟。俄罗斯著名作家高尔基曾谓"书籍是知识的源泉，书籍是人类进步的阶梯"，予以爱好读书，故又常以藏书（尤其是线装珍本书）自娱自乐。藏书几越万卷，为秦邮十佳藏书家之一。并以爱好书法，又喜藏砚石。予以居住平房，庭院宽敞，爱植花木，庭院松柏遒劲，百花争艳。室内兰草幽香，沁人心脾，四时赏花之乐，每绕雅趣。春观牡丹之妍丽，夏赏新荷之婷立，秋睹园菊之傲霜，冬瞻岭梅之斗雪。赏心悦目，观姿陶情，舒怀畅志。盖以四时之花不同，而乐亦无穷也。又爱养鸟（鸣禽芙蓉鸟——金丝雀，主要为黄、红两种）。时闻鸟声清脆婉转，鸣声上下，足以怡情悦性，爽人精神。予尝刻石数枚，其一为"书藏经史子集"，另一枚为"庭植松竹梅兰"。又一枚为予自编《藏砚小志》所专用石刻章印——"砚石主人"，以疏雅趣。

四者，淡泊宁志，无耽荣禄。观夫仲景先师《伤寒杂病论·序》有砭于"竞逐荣势，惟名利是务"之戒。诸葛先生曾有"淡泊明志，宁静致远"以自励。陶渊明先生并尝以"不汲汲于富贵，不戚戚于贫贱"以自乐。考之《老子》有谓："必清必静，无劳汝形，无摇汝精。"《素问》亦谓："恬惔虚无，真气从之，精神内守，病安从来？是以志闲而少欲，心安而不惧，形劳而不倦，气从以顺，各从其欲，皆得所愿。"皆说明思想纯净无杂念、不贪欲妄想的人，精神愉快，形体健康，往往能够实现健康长寿之理想。予晚号"布医（与衣谐音）居士"，用以铭志。即谓无求于功名利禄，操术为民除疾之士医也。是以淡泊宁志，无耽荣禄，所以养神，竟收"形与神俱"、康乐延寿之效。

五者，行尚仁和，乐善好施。予之操行，力图奉行两原则：一者，"以仁为本"。予以宿遵父训，崇尚医德，乐善好施，常为社会弱势群体患者义诊，并常对经济困难者，乐于资助。辄以"仁者爱人"，而自乐于心。二者，"以和为贵"。家庭和睦，并与邻里相安相乐，所谓"家和万事兴""人和天地宽"。心境安舒，有益于健康长寿也。

由于以上锻炼形气，健身健脑，合理膳食，营养平衡，生活上无不良嗜好，调和情志，愉悦性情，淡泊名利，无耽荣禄，乐善好施，回报社会，与人为善，心境豁达等诸多修身养性方法之综合效应，致今日健康长寿，老而不衰，老而弥坚,依然能坚持"昼尔临证,宵尔笔耕",为人类健康事业争作贡献。

予为医之经历中,深切体会到:欲做一名好的中医,既要有高尚之医德,精湛之医术,更欲注意养生,获得健康之体魄,始能胜任中医医疗、教学、科研之重任。不然精力气力神力之不支,垂垂乎昏昏然矣。又岂能担负中医医疗、教学、科研之重任哉!

第五章　经典悟真

一、谈《内经》研习法

《内经》是中医理论体系的源泉,是用朴素的唯物辩证法观点——阴阳五行学说解释人体生理、病理现象及用藏象学说和"人与自然"的整体观念说明人体内外环境统一性的典范。几千年来,中医学理论研究和治疗方面,虽然不断在丰富和发展,惟其中许多带有根本性质的医学观点,基本上都是渊源于《内经》的。因此,它是学习、研究中医的必读之书。

不过,《内经》为古典医学著作,文词古奥,义理弘深,加之年湮代远,阅读《内经》还是有相当困难的。因此,要学好《内经》,必须刻苦钻研,并要掌握合理的阅读方法。

1. 掌握学术思想,明确文章中心

《内经》的学术思想,是以朴素的唯物主义思想和自发的辩证法为指导的。这主要体现在:运用阴阳五行学说解释人体的生理现象、病理变化,它认为人体生命活动是按照阴阳的对应统一、五行的生克制化的原则进行的,而自然的变化和人的生命活动都是息息相关的。因而《内经》的整体观念非常强,它认为脏腑的内在联系以及和外界的联系,都是有机的统一整体,同时认为自然界一切事物(包括人体在内)都是不断运动变化着的,始终处于"动而不息"的状态之中。唯有永恒的运动才是事物变化的无穷根源,假使没有运动,便没有变化,没有生命。这种朴素的辩证法思想——阴阳五行说、统一整体观、恒动观念论,贯穿于《内经》的全书中。掌握《内经》的学术思想,是阅读《内经》最基本的关键问题。

《内经》共一百六十二篇,每篇各有其命题的中心思想,而一篇又由若干段、若干节组成,而一段一节,无不有其重点的旨意。阅读时,均须一一渗透,得其旨意之所在,才能算是读有心得。例如第一篇《上古天真论》,主要在阐发如何保养真精来延长人的寿命的问题。全篇共由四段组成,第一段说明人类

生命的修短,完全决定于自己如何讲求养生之道,绝非幸邀可致;第二段指出养生之道可以通过教育使人人都能掌握;第三段言先天禀赋不完全可恃,最可恃的还是注意讲求养生之道;第四段指出不同程度的讲求养生之道,都可以获得不同程度的较长的寿命。其他各篇,均可如此会悟贯通,才能逐次窥其全貌。

2. 注意文字音义,领会精神实质

《内经》为春秋战国时期的作品,文字古奥,即同此一字,而音义迥殊。例如《素问·阴阳应象大论》篇说:"壮火食气,气食少火。"前一"食"字,与"蚀"通,作侵蚀消耗讲;后一"食"字,音"寺",作仰求饲养讲。这两句的意思是说:过度亢盛的阳气会损害元气,元气却依赖于正常的阳气的饲养。可见同一"食"字,而音义完全不一样。又如《阴阳别论》篇说:"三阴三阳发病,为偏枯痿易。""易"应读为"施",施即弛字。《毛诗·何人斯》篇:"我心易也",《释文》云:"易,《韩诗》作施。"《尔雅·释诂》:"弛,易也。"《释文》:"弛,本作施。"是易、施、弛三字,古通用。王冰注为"变易",便失经义。读《内经》必须注意文字的音义,才能正确理解经文的精神实质。

3. 理解一般经文,熟读重要经文

《内经》全书,共一百六十二篇。若阅读时要求将书中所有经文都背诵无遗,殊难办到,也没有必要。因为各篇中的各段经文,有重点,有一般,即使是重要篇章中各段经文,亦非句句金玉、字字珠玑。同时某些经文,意义重复者亦不少。所以学习时,对一般性经文做到一般性的理解其精神实质即行,不必过于强记;而对书中重要篇章中的重要经文,每需精读。如《素问·阴阳应象大论》篇论述阴阳五行的基本规律,对病因、病机、诊法、治则等各方面的反复说理,具有很大的指导意义,是后世临床医学的发展基础,因此必须精读。其中若干段经文,要求能背诵出,才能深刻领会其精神实质,指导临床实践,运用自若。又如《素问·至真要大论》篇中"病机十九条",示人根据病机求其所属之有无真假和盛衰虚实,可以使诊断上和治法方剂的选择上有所依据。篇中并论及治疗六气淫胜所宜的药物,以及"君臣佐使"配伍、剂量、服法、禁忌、五味的作用等,为后世治疗学、处方学指出了一个规范。这些重要经文,都应精读。

4. 参考各家注释,发挥独立思考

《内经》为古典医籍,较难阅读和理解,因而注释《内经》者,代不乏人。如杨上善、王冰、张景岳、马玄台、张志聪诸注家,都能从各自不同角度注释,多能

探微索隐，阐发经义，颇多发明，这对学习《内经》，理解经义，有很大帮助。各家注释，虽各有所长，但又多见仁见智，致对经文词义，训释非一。例如《素问·汤液醪醴论》篇"去宛陈莝"一词，诸注殊义。综其大要，约有四说：一说指治水总的原则，如王冰"谓去积久之水物，如草茎之不可久留身中也"，吴崑、高士宗等并宗之；二说专指攻逐腹中水气，如马玄台谓"沉则在里宜泄，如去宛积之陈草"，张志聪等人从之；三说为治水之要求，如张景岳"谓去其水气之陈积，欲如斩草而渐除之也"，姚止庵亦承其说；四说指去除恶血，如《黄帝内经太素》作"去宛陈"，谓"宛陈，恶血聚也。有恶血聚，刺去也"（"莝"字为衍文）。考此诸说，似以《太素》之解为胜。《灵枢·小针解》谓"宛陈则除之者，去血脉也"，即针刺放血的疗法。因水和血有密切关系，"血不利则为水"。故水肿又常在利水发汗无效时，根据病情采用活血化瘀药物往往收到较好效果。近年应用活血化瘀药物为主，治疗急慢性肾炎、心源性水肿，均有较好效果，即可说明"去恶血"的治疗价值。再从文法上看，"去宛陈""开鬼门""洁净府"均为治水三法，语词结构匀称，文理亦通顺。由上可见，对于诸家持不同说法的注解，必须独立思考，才能深入领悟经文的精神实质。不然，诸说纷纭，莫衷一是，那就无所适从了，更何能领悟《内经》的经义呢？

5. 理论联系实际，指导临床实践

《内经》虽是一部主要讨论医学理论的书，但其理论多半是由实践经验升华而来，而且多半是有指导临床实践的现实意义的。因而理解《内经》文字，一应以符合临床实际为准则。例如《素问·玉机真脏论》："疝瘕，少腹冤热而痛，出白。"出白，犹言出汗，因剧烈的疼痛而致大汗也。白、魄，古通用，这里的"出白"和《生气通天论》的"魄汗"同一意义，《淮南子》亦有"白汗交流"的话。疝证痛而汗出，这是临床习见的事，而王冰注谓"溲出白液也"，便非习见的事实了。又如《素问·生气通天论》云："高梁之变，足生大丁。"王冰注谓："丁生于足者，四支为诸阳之本也。"这也不符合临床事实。这个"足"字，只是义同"乃"字的虚字而已。因此，学习《内经》的理论，统以能够指导临床为标准。否则，徒尚空谈，是无补于实际的。

6. 分类撷取资料，进行分析归纳

继领悟其各篇的全貌后，还要更深入的、系统的、分类的撷取其资料，通过分析、归纳，就能把握纲领，为我所用。如前所述，《内经》的主要内容，不外阴阳五行、人与自然、脏象、经络等十大类。可按各篇的不同内容，分别摘成卡片，各以类从，分别归档。而每一大类中，又要分若干分目、子目，使其既细致，

又系统。如阴阳五行是一大类,凡《内经》中有关阴阳五行的文字,都应归于这一类,类里分做阴阳、五行两个分目,每一分目里,又根据其不同内容建立若干子目,这样便能把《内经》的全部内容具体掌握了。掌握了之后,无论于临证、于科研,都有绝大裨益,这实为学习和研究《内经》最不可少的工作。如杨上善、罗天益、张景岳、李中梓等人,都下过这番功夫,只是他们都限于历史条件,未能充分运用科学方法来分析归纳罢了。

最后,还须指出,《内经》毕竟是 2 000 多年前的医学著作,流传久远,既有精华,也有糟粕。例如《素问·阴阳应象大论》:"天不足西北,故西北方阴也,而人右耳目不如左明也;地不满东南,故东南方阳也,而人左手足不如右强也。""天不足西北,地不满东南",固是事实,而"以天例人"说明人左手足不如右强和右耳目不如左明之理,则是很唯心的说法。再如《灵枢·邪客》篇说:"天有日月,人有两目,地有九州,人有九窍,天有风雨,人有喜怒……岁有三百六十五日,人有三百六十五节"等,则是荒谬的。因此,学习《内经》,必须运用辩证唯物主义的观点,科学的态度,有分析地进行阅读,摄取其精华,扬弃其糟粕,使其丰富的内容和科学原理得到发扬光大,更好地为人类健康事业服务。

二、议经方

(一) 经方的历史意义

何谓经方?考经方之义有二:一是经验方,如《汉书·艺文志》所载经方11 家,皆属于此;一指本文所要述及的经论方,即后汉医学大师张仲景《伤寒论》所载118 方(实 112 方)和《金匮要略》所载 262 方,亦称仲景方。几千年来,仲景方以其深远的历史意义和别具风格的特点,历经万验而不爽,功垂百世而不朽,并跨越国度,得到国外学者的青睐。本文就其历史意义略陈管见如下。

1. 方证相应,构成了中医学理论体系的完整性

众所周知,中医学独特的理论体系突出表现为"理、法、方、药"。从历史渊源来看,《内经》是以朴素的辩证唯物思想和整体恒动观念为理论指导,论述和阐明人的生理功能、病理变化和证候、治则、治法等诸方面问题。《神农本草经》则总结了汉代以前直至远古劳动人民认识和使用药物的经验知识。而疗病方法体现于组方用药及方与法的详备,并使方剂与辨证紧密结合,却肇始于仲圣之"经方"。经方的出现对中医治法的具体确立和组合应用,可谓具规模而树典范。此前虽有《内经》13 方等,然不若经方之法备方全。概言之,《内

经》论理，《神农本草经》述药，《伤寒卒病论》审机、辨证、立法、组方，从而构成了中医学理论体系——理、法、方、药的完整性，使辨证论治的体系得以形成。

2. 经方辨病与辨证相结合，创建了中医学独特的诊疗模式

中医学强调辨证论治，同时也重视辨病施治。张仲景便是辨病与辨证相结合诊疗模式的创建者。所著《伤寒论》《金匮要略》篇名皆冠以"辨……病脉证治……"或"……病脉论并治"，其基本精神是，首先要掌握疾病的基本病理，并针对这一基本病理选择针对性较强的方药，如白头翁汤治疗痢疾，百合地黄汤治疗百合病，黄疸病多用茵陈，胸痹病常用薤白等。在此基础上，根据疾病的传变规律，并结合证候在病程不同阶段的动态变化，选择相应的方剂以"方证相应，随证治之"，亦即"有是证便用是方"之义。如遇病情复杂，证候之性质、程度难以确定时，则"以方测证"。应当看到，仲景当时对于病与证的区别和联系，认识虽不够完善，但注重疾病的共性规律，又强调治疗个体化特点的规律，确是难能可贵的。因而其创建的辨病—辨证—立法—组方的诊疗系列模式一直沿用至今。

3. 充分体现《内经》的制方机制和组方原则

《内经》在《至真要大论》等篇确立了诸如"风淫于内，治以辛凉，佐以苦，以甘缓之，以辛散之"等的制方原理及"君臣佐使"的组方原则，但多是原则性的提示，而仲景之经方则将其具体化了。譬如《内经》提出了表证的治疗大法是"其在皮者，汗而发之"。究竟怎样组方？《内经》只作了原则性的提示，"辛甘发散为阳"。据此，仲景制订了辛温解表、调和营卫，治疗太阳中风表虚证的桂枝汤，方中君药桂枝辛甘性温，走表助阳以护卫；臣药芍药酸甘微寒，敛阴养液以和营；佐药甘草甘温，安内攘外，助桂枝辛甘发散撤邪，助芍药酸甘化阴、和营缓急；使药姜、枣之辛甘，以益脾安中，且生姜协助桂枝以护卫，大枣辅佐芍药以和营，共奏解肌散邪、调和营卫之功。

4. 博采创新，为中医方剂学的发展奠定了坚实基础

仲景在"勤求古训，博采众方"的基础上勇于创新，所制经方不仅从数量上大大丰富了方剂学的内容，更重要的是经方与辨证有机结合，充分体现了"法以方传，方以法立"的特点，它与《内经》13方相比，已经脱却了形式和内容上的原始性，趋于规范化，更富有指导性、创新性和实践性。因而被清代医家喻嘉言誉为"众法之宗，群方之祖"。后世方或变其法，或变其量，或予以加减化裁，而为新方。如肾气丸发展为六味地黄丸、左归丸、右归丸等方，四逆散发展为逍遥丸、柴胡疏肝散等方。乃至温病大师"其处方也，一遵内经，效法

仲祖……"(《温病条辨》)。纵览《温病条辨》所载方剂 208 首中,引用经方约 37 首,经方化裁变方 54 首,师经方立法而创新方约 16 首,计 107 首,占书中方剂半数以上。可见后世方剂衍变的数量虽多,然而追溯其源流,则多在经方的基础上衍变而来。

(二) 经方的特点

1. 制方法度严谨

制方有法:先师岳美中教授曾谓:"经方之可贵,在于'有方有法有药'。"可以说经方是中医"八法"的具体体现和实际应用,如麻黄汤的"汗"法、瓜蒂散的"吐"法、承气汤的"下"法、小柴胡汤的"和"法、四逆汤的"温"法、白虎汤的"清"法、抵当汤的"消"法、炙甘草汤的"补"法,无不有法贯穿其中。法寓方中,方以法立。

组合有度:经方组合,有其规矩,其组合贯穿着君臣佐使的组方原则。

加减变化有理:诚如何任教授所谓"方以病为转移,药随证而出入"。具体而言:主方加减,是因其主症未变,故只需在主方基础上加减增损;主药变化,如桂枝汤倍芍药加饴糖,即由主治太阳中风表虚证的桂枝汤变为因脾阳不足虚寒内生而设的小建中汤,实为"药随证而出入"之范例;二方合一,临床上证候动态变化不仅表现在一证候向他证候转化,亦常出现"合病""并病"的情况,故需二方合一以示兼顾。

2. 用药精炼

经方的用药精炼,不仅反映在组方药味的数量上(经方除少数大方外,一般药味不多,少则仅二三味),同时反映在驾驭药物性能的精纯程度上,如对药物升降浮沉的揆度,性味亲和的选择,主辅恰当的安排,佐使量材的驱遣,分量多寡的裁酌,煎服方法的规定等。而且经方中的药物配伍严谨,不可随意取舍。例如治阳明里实证之痞满燥实四症俱备的大承气汤,由大黄、芒硝、枳实、厚朴四味药组成。若方中无大黄则不能荡积,无芒硝则不能软坚,无枳实则不能消痞,无厚朴则不能除满。惟四药合用,方能荡积软坚,消痞除满。方中各药,各居要位,以司其职。方因证设,药无虚投,可见经方用药之精炼。

3. 疗效卓著

经方疗效的取得,乃是辨病与辨证相结合的结果。辨病施治能抓住疾病的基本矛盾,而辨证论治则能动态地解决疾病发展过程中某一阶段的主要矛盾,两者相结合,针对性大,能求"本"治病。况且经方辨证是将患者的主诉巧妙地组合在"证"中,进而因证立法、以法系方和遣方用药,对机体在病证发展过程中出现的信息能及早予以治疗,具有"治未病"的思想,这也许是经方获效的缘由。故千百年来应用经方之名医,代有其人。直至近今,曹颖甫、岳美中等老前辈及日本汉医矢数道明,皆以善用经方而称著医林。

(三)经方应用要义

予少承家学,随先父照棠翁受庭训,目睹其应用经方之效,亦相因步习而用。及至壮年,复蒙岳美中诸名老中医赐教,益信经方之能起大症,愈顽疾,关键在于如何善用、活用经方。下面谈几点个人体会。

1. 掌握辨证要点

经方是与辨证紧密结合的。因此,掌握辨证要点,对正确应用经方尤为重要。如应用当归四逆汤应抓住"血虚寒滞"引起的"厥逆、疼痛、麻痹、拘急"四大指征和"手足厥寒,脉细欲绝"的脉证。如是则应用当归四逆汤时,心中有数,用有标的。

2. 谨守病机

王冰曰:"病机者,病之机要也。"应当说仲景强调方证相应是以病机为纽带的,因而经方有别于一般的验方、秘方。从这种意义上来看,仲景应用经方寓有审机论治的精神。予临证时如遇因脾阳不足、失于固摄之吐血、便血、崩漏、紫癜等血证,据孙思邈"阳虚者,阴必走"之论,断然使用理中汤加味治疗而获效。常用加味法为:吐血者加白茅根;便血者加地榆;崩漏者加阿胶;紫癜者加仙鹤草。可见谨守病机就能掌握经方应用的关键,同时更能扩大它的应用范围。

3. 注意"或然症"

《伤寒论》有关经方主治条文中的"或然症"常为人们所忽视,其实,注意"或然症"常有助于开拓应用经方的思路。例如《伤寒论》四逆散主治条文云:"少阴病,四逆,其人或咳,或悸,或小便不利,或腹中痛,或泄利下重者,四逆散主之。"方后注有泄利、下重者加用薤白之明训。先尊照棠翁遵此法,用治痢疾下白冻、肛坠之症有效。予在临床上曾用小青龙汤治疗水饮射肺、肺病及肠的下利症获效,亦是受"或然症"的启迪而用。

4. 熟谙组方原理

经方之组合,每有奥理蕴藏其间。例如治疗伤寒脉结代、心动悸的炙甘草汤,方中以地黄为首的大堆阴药量大,是人参、桂枝、生姜之阳药的五倍。其组方原理,岳美中老师曾指出:"阴药非用大量,则仓卒间何以生血补血。然而阴本主静,无力自动,必须凭借阳药动力,使阳行阴中,催动血行,致使脉复。反之,若阳药多而阴药少,则濡润不足而燥烈有余,犹如久旱禾苗,虽得点滴之雨露,而骄阳一曝,立见枯槁。即使阴阳均衡,亦恐阴液不足,虽用阳动之力推之挽之,究难奏复脉之效。"予有会于此,在掌握该方阴阳相兼、动静结合之制方原理的基础上,审其心阴虚、心阳虚之孰轻孰重,而权衡阴药与阳药用量比例之多寡,获效颇为理想。

5. 加减化裁以证为凭,三因制宜

盖病邪之客于人也,每受人之禀赋强弱、年龄长幼以及气候、地理等诸种因素的影响,从而表现出不同的证候,且各证所兼或然症亦有差异。故须依据病情之轻重缓急、体质状况及兼夹症之有无而灵活加减化裁。原方加减:如治湿热阳黄之茵陈蒿汤,黄疸明显当重用茵陈;若肠腑燥实甚者,须重用大黄;热毒炽盛者又当加用黄芩、黄连;湿邪重者可佐以四苓;体弱正气不支者,大黄量应酌减之。随证变通:遇阳虚湿盛阴黄者,当去茵陈蒿汤中栀子,而配以附子、干姜、茯苓、白术,一变而为温阳健脾、燥湿退黄的茵陈术附汤。二方复合:如用防己黄芪汤合当归芍药散治疗脾虚肝郁、湿瘀互结之肾性高血压等,这种复合是为适应临床错综复杂的病情需要而设。撤减原方药物:如钱乙去金匮肾气丸方中之附桂,而变温肾阳剂为滋肾阴之六味地黄丸,如此则作用专一,有针对性。以上均示人"加减临时在变通"的活法。

6. 师法不泥

意即要活用经方,取其法而不泥其方:如俞根初氏仿《伤寒论》中治半表半里之小柴胡汤方意,而创治湿热之邪踞于少阳三焦的蒿芩清胆汤方,为现代临床所常用。师其方而不泥其药:如吴鞠通师承仲景的复脉汤(即炙甘草汤)方,活用药物而衍生出加减、一甲、二甲、三甲复脉汤及大定风珠、救逆汤等养阴益气复脉息风诸方。辨证结合西医辨病组方:经方辨证论治具有整体调节的作用,如用小建中汤治疗脾阳不足,虚寒内生型胃十二指肠溃疡,具有温阳散寒止痛之效,结合胃镜检查,如有胃黏膜肥厚时加用活血化瘀药物,则能在整体调节的同时,对局部病灶亦有针对性治疗作用,其疗效显然优于单纯辨证施治。因此,应用经方要求达到原则性和灵活性的辩证统一。

7. 了解禁忌证

对于经方的应用,既要掌握适应证,做到有的放矢,同时又要了解禁忌证(如麻黄汤对于阴虚血少、里虚阳微者禁用),不致因孟浪使用而偾事。

(四) 经方的发展前景

由于医药模式的转变和人类生态环境、生活节律及疾病谱的改变,许多方

面向中医药学提出了新要求、新课题,当前国际科学界又提出"回到自然中去",提倡自然疗法,而面对这样的新形势,作为构成中医学理论体系——理法方药完整性的经方至少在以下几方面具有美好的前景。

首先,从经方应用范围来看,对当前普遍存在着的一系列疑难病症,经方有可能提供较为满意的治疗效果。中医学认为:疑难病症、怪病多"痰",多"瘀"。仲景首次提出"瘀血"概念,并在《金匮要略》一书中特设"痰饮""瘀血"篇讨论其方证,如提出"病痰饮者,当以温药和之"的治疗大法,并选用苓桂术甘汤温脾,肾气丸温肾,小青龙汤、苓甘五味姜辛汤温肺,小半夏加茯苓汤温胃等,以治生痰之本源脾(胃)肾肺等脏,同时又有汗法、下法、利(尿)法等治标。关于瘀血证治,仲景对于热结膀胱用桃核承气汤,瘀热在里之蓄血证用抵当汤(丸),热入血室用小柴胡汤,血结为癥用鳖甲煎丸;干血内结用大黄䗪虫丸等。这些证治内容不仅为中医痰饮学说和血瘀学说的形成和发展奠定了坚实的基础,而且为当今的诸如癌症、心脑血管疾病、结缔组织疾病、内分泌疾病、慢性肝肾疾病及肾功能衰竭、神经系统疾病、再生障碍性贫血等疑难性病症的证治提供了更为令人满意的疗效。

其二,为中医"证"的标准化、客观化创造了良好的条件。仲景的方名证,在主证、兼证和变证中善抓主证,即以主证为纲,纲举目张,如是则能知常达变,随证施治,简便易行,很有特点,这无疑为证候的标准化提供了良好的思路和方法;再者,经方的这一特点,便于制作中医证的动物模型及实验研究,从而有助于证候客观化的研究。

其三,为中医药效学的研究奠定了基础。据悉日本厚生省委托专家在汉方浸膏和制剂质量的调查报告中指出,汉方浸膏及其制剂的有效成分还有许多地方未搞清楚,应从古典汉方著作中找出"标准方",按一定工艺流程制出"标准制剂"。据悉,目前日本的"标准制剂"共有147个。其中价值最高的有:小柴胡汤、六味地黄丸、小青龙汤、补中益气汤、加味逍遥丸,这5方中前三方即是经方(六味地黄丸即由经方肾气丸减桂附而成),加味逍遥丸亦是由经方四逆散衍化而来,可见经方在研究中药有效成分中的地位。关于中医药效学的研究,目前国外多倾向于以近代药理学的方式,从仅仅研究主要成分进一步发展到综合的研究。经方用药精炼,药味偏少,有利于研究出方中各药的有效成分,并进而研究出综合的药效。因此,经方药效学的研究应予重视。

其四,为中药的剂型改革提供了良好的思路。据统计,经方剂型有:汤、丸、散、酒、膏、蒸洗、灌肠等。其中亦有煮散、汤散合用,丸汤合用,一方二用,说明仲景是根据疾病之新旧缓急、病邪之浅深、体质之强弱、药性之特点而采用不同的剂型,值得后人借鉴。尤其是煮散,剂量虽小而有效,又可加减应用,对于解决面前中药材供应紧张问题具有积极意义。

总之,经方的科学性和实践性证明了它的存在价值和应用价值。因此深入研究经方,使其在中国医药史上发出璀璨的光芒是我们义不容辞的责任。

三、论仲景组方法度

(一) 贯穿对立统一思想

仲景许多方剂的组成配伍,贯穿着阴阳对立统一的朴素的辩证法思想。例如在组方用药时往往将散与收、攻与补、温与清等法同时并用,这就体现了矛盾对立统一的观点。

1. 散收相伍

散和收是两种相反的、相互对立的治法。散为发散,是针对外感疾患邪在表者而设;收是收敛,是为固护正气、津液而设。例如桂枝汤,方用桂枝解肌发表,温经散寒;芍药甘草调和血脉,敛营缓急;姜枣助桂、芍调和营卫。吴谦说:"桂枝君芍药,是于发汗中寓敛汗之旨,芍药臣桂枝,是于和营中有调卫之功。"可见桂枝与芍药相伍,则刚柔相济,散中有收,开中有合,使表证得解,营卫调和。他如小青龙汤、射干麻黄汤之麻黄细辛与五味子同用,亦属散收相伍的法则。

2. 攻补兼施

攻与补是对立的统一。攻为祛邪而用,补为扶正而施。对于邪实正虚者,仲景常相合而用。如治伤寒误下、邪气弥漫、烦惊谵语的柴胡加龙骨牡蛎汤,方以柴胡黄芩半夏和解枢机,龙牡铅丹重镇以治烦惊,茯苓以利决渎,既用大黄攻实邪以止谵语,又用姜枣桂参扶正气以助诸药之力。攻补并用,则错杂之邪,庶可内外尽解。

对邪气沉伏者,攻邪时常须注意正气。例如治疗疟母的鳖甲煎丸,于消癥散结药中佐以人参阿胶芍药等补益气血之品,寓补于消,使攻坚而不伤正。以达到祛邪而不伤正、扶正以助祛邪的目的。

3. 温清并用

疗寒以热药,疗热以寒药,为治疗寒热错杂证候的常法。由此可见,温与清是性质不同的两种治疗方法。温清并用,寒热兼施,这也是针对寒热错杂之证而设的。如治伤寒下后,上热下寒的栀子干姜汤,既用栀子泄热除烦,又用干姜温中止利,成为寒热并投、上下兼治的方剂。温清并用,还有为监制及反佐的目的而用的。如除热瘫痫的风引汤,集诸石等品,以重镇清热息风,然"恐寒凉太过致伤胃气,故用干姜为佐"(沈目南)。又有在用大剂热药治疗寒极之证时,反佐少许寒性药物,以起引导作用,防止寒热格拒。此种寒热并用,则称为"反佐法",如白通加猪胆汁汤者是。他如胶艾汤的阿胶地黄与川芎相配的动静结合,真武汤的附子生姜与芍药的刚柔相济,以及麦门冬汤麦冬与半夏同用等,亦无不贯穿着对立统一的原则。但是,必须指出,仲景方剂中,那些性味作用相反的药物并不是随便地结合在一起的,而是要有一定条件的。所谓条件,主要是根据疾病的特性和药物的特性进行配伍组方,才能起到互相制约、互相促进的作用。

(二)注重整体联系

中医学认为,人体是一个有机的整体,其阴阳气血之间的生理关系既对立又统一,存在着相互资生、相互依存的关系。即所谓"阴阳互根""气血相依"。仲景许多方剂就是从人体阴阳气血等相互关系联结上去制定的。例如治伤寒脉结代、心动悸的炙甘草汤,主以炙甘草通经脉,利血气;合姜枣所以养胃气以资营血之源;辅以生地、阿胶、麦冬、麻仁滋养阴血;"但阴无阳,则不能化气"(吕搽村),故又复用人参桂枝补益阳气,清酒通利经脉,宣达诸药之力。俾阴阳两调,气血双补,则悸可宁、脉可复。

人体的阴阳,既是互根的,又是相互制约、相互维系的。仲景对阴阳失调的病证,常喜用桂芍合龙牡调和阴阳。如治火逆下之,因烧针烦躁的桂枝甘草龙骨牡蛎汤,即"取龙牡水族之物,抑亢阳以下交于阴;取桂枝辛温之品,启阴气以上交于阳"(陈蔚)。阴阳上下交通,则烦躁自平。又如治阴阳两虚失精梦交的桂枝加龙骨牡蛎汤,方用桂枝汤补虚调阴阳,加龙牡以潜阳入阴,交通心肾,以收阳固阴守、精亦不致外泄的效果。

气血之间的关系也是相互联系、相互影响的,仲景制方很注意气血之间的关系,尤其重视气的主导作用。如治血痹的黄芪桂枝五物汤,方用黄芪补气,桂枝通阳,芍药除血痹,姜枣调和营卫,气行则血行,血痹自愈。即是用补气的方法来活血,用温煦的方法来补虚。又如治发汗后身疼痛、脉沉迟的桂枝新加汤,方以桂枝汤调和营卫,加重芍药生姜并益以人参,以益气营。东垣云:"仲景于病人汗后身热,亡血脉迟者,下利身凉,脉微血虚者,并加人参,古人血脱者必益气也。"

仲景在"脏腑相关"整体观念思想指导下,确立了"见肝之病,知肝传脾,当先实脾"的治疗法则。"脏腑相关"的理论还体现在立法制方中，例如治少阴病阴亏火旺、心肾不交、心中烦不得卧的黄连阿胶汤，方用"芩连以直折心火，用阿胶以滋肾阴，鸡子黄佐芩连于泻心中补心血，芍药佐阿胶于补阴中敛阳气，斯则心肾交合，水升火降"（柯韵伯），心烦不得卧诸症自愈。均是从"脏腑相关"的理论立法组方的。

由上可见，仲景制方是非常注意人体的整体性的，即是从整体观念出发，以"阴阳互根""气血相依""脏腑相关"的理论，作为立法制方的依据。这种整体联系的观点，是仲景组方指导思想的一个重要方面。

（三）区别病证主次

疾病的证候有主、次之分，而方剂组成原则则有主、辅、佐、使之别。主药是针对疾病的主证起治疗作用的药物，辅、佐、使药则是为了加强主药的功效，起协同作用或解决次要证候的药物。例如治疗肺阴虚兼有内热的百合病的百合诸汤方，即从育阴清热的治则立法。以"百脉朝宗于肺，故百脉不可治，而可治其肺"。百合"补虚清热，故诸方悉以为主，而随证加药治之"（尤在泾）。并"因百合一味，而瘳此疾，因得名也"（魏荔彤）。《内经》上说"必伏其所主，而先其所因"，即是强调了治病抓主要矛盾的重要性。例如治"食已即吐"的大黄甘草汤，其病机为胃肠实热，气不下行，反降为逆所致。故用大黄配以甘草，通便下降，使肠道一通、胃气下降，不治呕而呕自止，可见组方用药解决主证的重要性。

重视主要证候，并不意味着次要证候无关紧要，而是必须全力抓住主证的同时，适当处理次要证候，例如白虎汤，用石膏清阳明胃热炽盛，是方中之主药，知母清热养阴为佐使。柯琴说："知母苦润，苦以泻火，润以滋燥。"可见其用之目的，一方面是助石膏以清阳明胃热，一方面又是为照顾到热盛而津伤的次要证候而设。若津气耗伤的程度较甚，则于方中加人参以益气生津，名白虎加人参汤。钱璜说："白虎汤解胃中之热，加人参以补其大汗之虚，救其津液之枯竭也。"可见白虎加人参汤证的主证为热邪炽盛，津气耗伤虽为次要证候，但在方剂的组成中并不忽视这一点而加用人参。

抓主要证候，兼顾次要证候的原则，不仅体现在方剂的组成上，同时还反映在方剂的加味方或加减法上。例如治发汗吐下后虚烦不得眠的栀子豉汤，方用栀子、豆豉，清热除烦。若兼少气者，加甘草，名栀子甘草豉汤；若兼呕者，加生姜，名栀子生姜豉汤。均为在治主证的同时兼顾兼证而设。

以上说明，认真区别病证的主次，分清其主要矛盾与次要矛盾，全力抓住

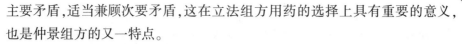

主要矛盾,适当兼顾次要矛盾,这在立法组方用药的选择上具有重要的意义,也是仲景组方的又一特点。

(四) 分辨方证特性

仲景学术的精髓和可贵之处,在于辨证施治,对具体问题做具体分析,根据证候的不同特点,采用不同的处理方法。例如太阳表证,其总的治则是"其在皮者,汗而发之"。但又有表实用麻黄汤、表虚用桂枝汤的不同,若表实而兼郁热,则用大青龙汤;"太少两感",则用麻黄细辛附子汤,其麻桂的配伍均各不同,使后人组方用药有法可循。

治疗疾病还必须善于分析病证的异同,掌握其特殊点,区别地进行组方用药。仲景的"五泻心""三承气"等汤剂的制方,充分体现了这一原则。为后世治疗病证、区别异同、分别轻重缓急、进行组方用药树立了典范。

我们还可以从仲景辨证组方中,得窥其组方用药的精细和灵活。例如半夏干姜散、生姜半夏汤,同为化饮降逆之剂。一则为寒饮上逆,重在胃寒,故用干姜温胃;一则为中焦停饮上逆,胸阳被阻,故重用姜汁,辛开散结,舒展胸阳。又如生姜半夏汤与小半夏汤的姜夏配伍亦均有妙义,可见其辨证组方之精细。所谓"于微细处见精神",诚古代医籍中难可比拟者。

疾病形成后,并不是一成不变的,而是在许多因素下,不断发展变化的。因此,必须根据其发展过程中的具体情况,灵活地随证组方。如治支饮的小青龙汤五个加减方,充分体现了组方的原则性与灵活性的辩证统一,也体现了组方指导思想的恒动观念。此外,用药的灵活性还体现在方剂的加减法上。例如小柴胡汤、理中汤等的方后加减配伍均是。

疾病的特殊性还有表现的证候与病情本质不相一致的,出现与病情相反的"假象"。因此必须透过现象抓住本质,进行组方用药。例如治伤寒脉滑而厥的白虎汤,治少阴病阴盛格阳的通脉四逆汤,以及治脾虚、腹胀的厚朴生姜半夏甘草人参汤,阳明腑实、热结旁流的大承气汤等均是。

药物的特殊性,除本身的寒热温凉、升降补泻者外,通过组方用药,还可加强药效或是降低毒性。例如回阳救逆的四逆汤,方以附子回阳祛寒为主,辅以干姜温中散寒,则其力更大。且干姜、甘草与附子同用,又能监制其毒性。这均包含着药物配伍的相互依赖、相互促进、相互制约的性质。

总之,仲景组方法度的可贵之处就在于善于区别疾病的特殊性,进行辨证组方,并善于根据药物的特殊性,组成方剂的特殊配伍,以发挥方药更好的治疗效能。

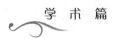

（五）掌握组方转化

仲景方剂往往由于其中药物的增减或药量的变化而改变其组方原则，从而使一方转化为另一方，如真武汤与附子汤，方药大体相同，均用附子茯苓白术白芍等药。惟前者配以生姜，为温阳散水之剂，主治阳虚有水气之证；后者倍术附去生姜加人参，则为温补肾阳之剂，而治阳虚身痛等证。有时其组成的药味虽然不变，但由于药味的用量不同，轻重的比例互换，则引起方剂主、辅药的位置改变，使方剂的功效和主治随之发生变化，如小承气汤与厚朴三物汤、厚朴大黄汤，同是大黄、枳实、厚朴三味药物组成。小承气汤大黄用量倍于厚朴，目的在于泄热通便；厚朴三物汤厚朴用量倍于大黄，目的在于行气除满；厚朴大黄汤，厚朴大黄倍于枳实，目的在于开胸泄满。

再者，处方中药味用量大小不同，可以发生不同的治疗作用。例如桂枝附子汤与桂枝去芍药加附子汤，二方药味完全相同，仅桂附的用量有差异。前者桂附之量重（尤其是附子），故治风湿相搏的身体疼烦；后者桂附之量较轻，故治阳虚的脉促胸满恶寒。盖仲景用附子，小量则温经回阳，大量则能镇痛，可见方剂的组合药物用量是不能忽视的。

仲景组方用药，更重视用法和配伍。例如从仲景用附子的方法来看，凡属亡阳急救的多用生附子，如四逆汤之类；用于镇痛的多用炮附子，如桂枝附子汤之类；如痛剧而肢冷汗出，则用乌头，如大乌头煎之类。药物通过配伍，往往可以起不同作用。如麻黄配以桂枝，则发汗解表，方如麻黄汤；配以石膏则发越水气，如越婢汤；配以杏仁、石膏，则宣泄肺热，如麻杏甘石汤；配以白术则微发汗祛湿，如麻黄加术汤；配以附子（炮），则通阳温经，如桂枝芍药知母汤。

另外，同一种药物在不同方剂中起到不同的作用。如大黄属寒下药，适用于里实热证；若配以附子、细辛等温里药，则可改变其寒下性能而为温下剂（如大黄细辛附子汤）。再如大黄黄连泻心汤中虽用大黄，却为清胃热之剂；茵陈蒿汤亦用大黄，却为清热退黄之剂；抵当汤、大黄䗪虫丸中亦均用大黄，却为逐瘀消癥之剂。

由上可见，了解方药的转化规律，对于正确理解仲景组方的法度，掌握和运用经方，是有一定帮助的。

综上所述，可见仲景组方有谨严的规律性，包含着若干朴素的辩证法思想内容，我们认为主要是贯穿着阴阳对立统一的朴素的辩证法思想，注意人体的整体联系，分清病证的主次，区别疾病的特殊性和药物的特殊性，掌握药物的性能和转化规律等，这些指导组方的医学哲理，无疑是科学的。为后世方剂学的形成和发展奠定了坚实的理论基础。即使在今天,对于我们临证组方仍有现实的指导意义。

四、伤寒蓄水证病机新解

仲师《伤寒论》论及蓄水证的条文共有五条(第七十一、七十二、七十三、七十四、一百二十七条),皆载于太阳病篇。其所论证候,归纳起来,为脉象浮(或浮数),微热(或发热),汗出,小便不利,消渴(或烦渴),渴欲饮水,水入即吐,少腹里急等。自汪琥、方有执、喻昌以下,注家多主"水蓄膀胱"之说。及至今日,注《伤寒论》大家仍有宗此说者。然予读此注,尝辄疑焉。一,膀胱位居少腹,在生理功能上主出,是否主升津液?口渴与膀胱何涉?二,病位是否仅在膀胱?呕吐是否属膀胱病?三,脉浮(或浮数)是否主位居下焦的膀胱病?四,五苓散是否专治膀胱病?若仅属利小便,为什么方后注云"多饮暖水,汗出愈"?以上疑点,如果仅以"水蓄膀胱"为解,就很难令人信服了。

考《灵枢·本输》篇云:"三焦者,中渎之府也,水道出焉。"《素问·经脉别论》云:"饮入于胃,游溢精气,上输于脾,脾气散精,上归于肺,通调水道,下输膀胱,水精四布,五经并行。"说明人体的水液代谢以三焦为通道,而与脾气的转输、肺气的敷布和通调、肾阳的升腾蒸化、膀胱的贮藏和排出功能有关。由是以观,故在病理上,凡影响三焦气化功能的因素都可导致水液代谢的失常,致水邪内蓄,而水邪内蓄,反过来又影响气化,两者互为因果。盖邪气犯表,卫表不和,则脉浮(或浮数)而身热汗出;脾失转输,肺失宣布,津液不能上输,则口渴;水气中阻,胃气失于和降,则虽渴而水入则吐;肾失蒸化,州都失于通调,则小便不利,少腹里急。揆度病机,蓄水证是由于三焦气化失司,脾肺肾不能正常输布通调水气所致。故治疗以五苓散助三焦气化以行水。方以白术、茯苓健脾利湿,俾脾土得健,则津液转输四布有权;猪苓、泽泻淡渗通利水道;桂枝通阳解表,化气利水,且降冲逆。

总之,五苓散旨在恢复三焦气化,尤其是脾气转输的功能,通里达表,使津液输布正常,从而使发热解,小便利,消渴止,水逆除。诚如陈恭溥所谓:"五苓散,转输脾气,下行四布之方也……脾机一转,诸证悉平矣。"(《伤寒论章句方解》)再从五苓散用治霍乱吐泻(三百三十六条)、水饮致痞(一百五十六条)来看,更可知本方并非仅仅是利小便的问题。

综上所述,可见"蓄水证"之病机为三焦气化失司,而以脾失转输为病机之关键所在,似不能仅理解为"水蓄膀胱"(即膀胱腑证)。五苓散治水邪内蓄之

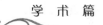

功用为恢复三焦气化,而以治脾为主,使津液输布正常,不能仅仅理解为利膀胱之专剂。

五、吴鞠通攻下八法运用心法

吴鞠通立温病攻下八法,是对前贤应用下法的发展。临床用之,确有疗效。兹结合个人肤浅实践体会,分述如次。

1. 苦寒攻下

为温病应用攻下的主法,即用苦寒下夺之品以攻泻实热。适用于阳明腑实证,方如三承气汤。

乙型脑炎验案:韩某,女,9 岁。夏秋间感染温热疫邪,发热神昏痉厥,经西医诊断为"乙脑"。注射板蓝根及西药治疗 1 周,症情未见好转。日晡则身热如炽,手足漐然汗出,口渴喜饮,烦躁不安,神昏谵语,头项强硬,热甚则抽搐频作,痉搐有力。大便六日未解,腹部胀满,按之灼手。舌苔黄厚而干,脉滑数有力。证属暑热内扰,蕴结阳明,经腑同病,热邪熏灼厥阴,治当清泄阳明(经腑同治),以治其本,宣窍息风,兼治其标。用调胃承气合白虎汤加减:生大黄 9g(后下),玄明粉 9g(冲),生甘草 3g,生石膏 50g(先煎),知母 9g,炙全蝎 1g,炙蜈蚣 1g,钩藤 12g(后下),九节菖蒲 3g,青蒿 9g,活水芦芽尺许(去毛节),金银花露 20ml(2 次冲)。一日灌服 2 剂。并嘱以西瓜汁为饮,频频灌服。次日大便排出臭秽浊垢 2 次,身热渐退,神志稍清,抽搐渐止。继以原方减大黄、玄明粉用量,去全蝎、蜈蚣,再进 3 剂,热退神清而获愈。

2. 增液泻下

以咸寒、甘寒之品滋养阴液,合以苦寒攻下。适用于阳明温病热结液干的证候,方如增液承气汤。

春温验案:张某,男,34 岁。春气温暖,伏邪自内而发,始则壮热谵语,口渴喜冷,医与银翘散加减,治疗 3 日,症情未得顿挫,遂谵语如狂,烦躁不安,扬手掷足,蒸蒸汗出,腹满,便秘,大便五日未解,腹部按之灼手,口渴引饮,唇干舌燥,苔黄而焦,脉沉实有力。此春温胃腑热结,津液被灼。治当荡涤热结,滋阴润燥。方用增液承气汤加味:生大黄 9g(后下),玄明粉 12g(冲),生甘草 3g,玄参 30g,生地黄 20g,麦冬 20g(切),全瓜蒌 30g,鲜石斛 30g。日进 2 剂,至子夜腹中频转矢气,排出燥屎十数枚。翌日身热减退,神志稍清,以原方略事加减,继进 2 剂,热退神清。后以增液汤加减善后。

3. 扶正攻下

以益气养血之品扶助正气,合以苦寒攻下之味。适用于应下失下,正虚邪实的证候,方如新加黄龙汤。

病毒性脑炎验案:王某,男,26岁。季夏病壮热,有汗不解,延经旬日,经西医诊断为病毒性脑炎,用板蓝根注射液及西药输液未效,察其病情,壮热有汗,日晡则热势益剧,神昏谵语,口干舌燥,唇焦,秽气喷人,鼻孔如烟煤,腹部硬满,旬日未大便,按之腹热如灼,而四肢反冷,阵发呃逆,连声不止,舌苔焦黑,脉沉按之无力。辨为阳明腑实,气液大虚。治以新加黄龙汤法,方用:生地黄20g,麦冬20g,玄参20g,生大黄12g(后下),玄明粉12g(冲),生甘草3g,鲜石斛15g,人参15g(另煎),服时加生姜汁数滴。服1剂后得转矢气,又进1剂,得下恶臭燥屎十余枚,身热稍退,厥渐回而呃逆亦得止,神志稍清。继减硝、黄用量,再进2剂,又得下燥屎数枚,终下溏粪,热遂退清。后以益胃汤加减,复其气阴获救。

4. 宣上通下

以清热宣肺化痰之品,清宣肺经气分痰热,合以苦寒攻下,以治肺经痰热兼阳明腑实之证,方如宣白承气汤。

大叶性肺炎验案:孙某,男,24岁。数日前因咳嗽,身热,胸痛气急,经西医检查诊断为大叶性肺炎。用抗生素等治疗,病情未得控制。患者咳嗽胸痛,呼吸气粗,咳痰黏滞,量多,色棕黄,坐卧不安,身热午后更甚,口渴频频,渴喜冷饮,腹胀,便秘,大便五日未解,间有矢气颇臭,舌苔黄厚,脉滑数有力。证属热郁于肺,热痰壅阻,肺失肃降,肠腑闭结。治以宣上通下,用宣白承气汤加减:杏仁9g,生石膏30g(先煎),瓜蒌皮15g,象贝母9g,大黄9g(后下),枳实9g,活水芦芽三尺(去毛节)。服方2剂,便下胶黏之物甚多,腹胀顿减,身热渐退,胸痛、咳嗽等症亦明显减轻。后以《千金》苇茎汤加减,肃清余邪。

5. 清心通腑

以清热开窍之品,清心包之热,合以苦寒攻下。适用于邪闭心包,兼见阳明腑实的证候,方如牛黄承气汤。

乙型脑炎验案:李某,男,8岁。暑温延经一候,身热入暮尤重,腹热肤凉,口渴引饮,神昏谵语,时作抽搐,腹胀满,便秘六日未解,脉滑数,舌苔中心黄、质绛。经某医院诊断为"乙脑"。用板蓝根注射液及西药输液,并用白虎、清瘟败毒汤方,未见明显好转。辨证为邪入心包,兼阳明腑实,亟予牛黄承气汤法:生大黄9g(后下),玄明粉9g(冲),枳实9g,九节菖蒲5g,药汁送服安宫牛黄丸2粒(分2次服)。连进2剂,大便得通,身热渐退,而神志转清。后以竹叶石膏汤加减,以奏全功。

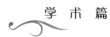

6. 化痰荡热

以清化热痰之品,清热开结,合以苦寒攻下。适用于痰热互结心下,兼阳明腑实的证候,方如陷胸承气汤。

急性黄疸性肝炎验案:乔某,男,26岁。湿热蕴结中焦,脾胃升降失司,面目周身黄染如橘子色,胸闷不适,呕恶厌油,纳谷不香,心烦,口中热臭,小便短少,色黄赤,大便秘结,苔黄腻,舌质红,脉滑数有力。查肝功能:黄疸指数26U,麝香草酚浊度15U,絮状(+++),硫酸锌浊度15U,谷丙转氨酶200U。诊断为急性黄疸性肝炎。拟用小陷胸汤合小承气汤,泄热散结,通腑祛邪。方用川黄连5g,全瓜蒌15g,法半夏9g,生大黄9g(后下),玄明粉9g(冲),生甘草3g,枳实9g,广郁金9g。连服5剂后,黄疸明显消退,胸闷较宽。复以原方减其制,合以甘露消毒丹加减,续服5剂,诸恙渐减,饮食渐增,精神亦趋好转。1月后复查肝功能已近正常,继以三石汤合一贯煎加减善后获愈。

7. 导赤通腑

以清热泻火之品,清泄小肠之热,合以苦寒攻下。适用于小肠热邪,兼阳明腑实的证候,方如导赤承气汤。

按:流行性出血热少尿期,由于热毒内传,湿热蕴结下焦,并见阳明腑实者,每用本方配合养阴解毒活血之剂,攻下分利而达转危为安。

8. 通瘀泄热

以活血行血之品通其血瘀,合以苦寒攻下。适用于温病热与血结的证候,方如桃核承气汤。

热入血室验案:汪某,女,32岁。病春温一候,身热如炽,口渴引饮,适逢经至,行而不畅。医以清热凉血,经行骤停,身热不减,复加心烦,神志忽清忽乱,谵语,入暮加剧,少腹胀痛,坚满拒按,大便五日未行,舌质暗红,夹有紫斑,脉象沉滑有力。辨为热入血室,热与血结,拟吴氏桃核承气汤加味为治。方用:桃仁泥9g,当归9g,赤芍9g,红花6g,泽兰9g,生地15g,丹皮6g,生大黄9g(后下),玄明粉9g(冲)。服2剂后,血结得下,谵语得止,身热渐退。后以清热养阴之品续治而愈。

结语:吴氏治疗温病的攻下八法,临证用治热病,只要方证相投,确是屡验屡效,这很值得吾人效法。诚如柳宝诒所谓"温热病热结胃腑,得攻下而解者,十居六七",可资佐证。

六、论阳明血分证治

尝考《素问·血气形志篇》云"阳明常多气多血",且阳明为二阳,居太少之间,阳气昌盛,故有"阳明者,两阳合明也"之说。因而其见证多阳证、热证、实证。病在阳明,不仅可有气分证,亦可见血分证。《灵枢·经脉》篇有"是血所生病者"的论述。仲圣《伤寒论》阳明病篇论阳明病证颇详,其中既论及气分证,又论及血分证。后人于血分证较少论及,爰不揣鄙陋,将阳明血分证论述于下。

阳明血分证候,临证较常见者,有斑、黄、吐衄、蓄血四大证。

1. 热病发斑

阳明主肌肉。阳明血分热盛,灼伤血络,使血液外溢肌表,则可发斑。故前贤王协中谓:"斑发于阳明。"叶子雨亦谓:"斑多属血分……斑点大从肌肉而出,故热在胃。"推其源由有三:伤寒之邪,由表入里,热邪深入阳明血分;感受温热疫毒之邪,热邪发自阳明血分;热病误用辛温,以火济火,热邪燔灼阳明。外症斑色红赤,或深红,或紫,点大成片,或斑如锦纹,叶天士谓"斑色红者属胃热,紫者热极,黑者胃烂……若斑色紫,点小者,心包热也;点大而紫,胃中热也;斑黑而光亮者,热胜毒盛",其治疗原则"宜凉血为重"(叶子雨)。斑出色深红,或紫黑,点大成片,且见吐衄,舌绛起刺,脉滑数者,为温病热毒深入阳明血分,治以清阳明,凉血解毒,用犀角地黄汤主治。方中犀角咸寒,不仅清心解毒,清胃凉血之功亦甚伟。辅以生地,清热凉血,又能救阴液之伤。芍药和营血,泄肝热,丹皮泻血中伏火,凉血散瘀,与犀地同用,又能增强化斑作用。四药合用,共奏清胃解毒、凉血化斑之功。

若斑色红赤,或色紫,点大成片,身热如焚,有汗热不解,烦躁,口大渴,脉滑数,舌质红绛,而苔黄燥,则为阳明气血两燔。当清胃化斑,两清气血。可用吴鞠通化斑汤,方以石膏、知母大清阳明气分,犀角、玄参凉血化斑。笔者尝以化斑汤加紫草、赤芍、人中黄等治阳明温病气血两燔发斑之证,救活者甚多。若同时见阳明腑实证,不大便而潮热汗出,又当伍以承气汤,经腑气血同治。

若斑出大小相夹,斑色紫黑,且见身热、神昏、谵语、烦躁者,为阳明血分热邪扰及心包,可用犀角地黄汤合清宫汤加服安宫牛黄丸,心胃同治。

2. 热病发黄

温热疫毒之邪,入于阳明,瘀热在里,邪从火化,胆热液溢,常可发生黄疸之症。其色必黄而鲜明如橘色,身热必壮,口渴引饮,脉滑数,舌苔黄质红。或伴大便秘结,口中热臭喷人。《会心录》谓:"疫病发黄者,邪热在阳明,脉数发热,口渴引饮,便秘溲赤。"即指此而言。若阳明血分热毒,充斥三焦,上熏心包,可致急黄昏闭。《伤寒论》阳明病篇中论及黄疸有三证(麻黄连轺赤小豆汤证、茵陈蒿汤证、栀子柏皮汤证）。其中栀子、大黄等味，均有清热凉血之功，而以大黄为最。

笔者临证对重症肝炎、肝性脑病、血氨升高而神昏、口臭者，重用大黄（15~30g），伍以犀角[①]等味，经验上有降低血氨的作用。曾治一肝炎患者，证见发黄，昏狂，谵妄，鼻衄，齿衄，腹满，便秘，舌赤苔黄，脉滑数，从阳明血分辨治，用吴又可桃仁承气汤合犀角地黄汤，祛瘀泄热、凉血解毒而获救。

3. 吐血

阳明胃热炽盛，血热沸腾，热迫血逆，上出于口，可致暴骤吐血，血出如涌，血色深红，质多浓厚而稠，或同时伴肌肤斑疹，斑色深红，面赤，烦热，口渴，舌苔黄而质红，脉滑数大有力。证由阳明血热沸腾，非清其阳明血分火热，则不能止其吐血。若能火平血靖，则吐血自止，《备急千金要方》治吐血方，用生地黄汁、大黄末，颇堪师法。临证亦常选用犀角地黄汤磨冲大黄汁，其效甚佳，非一般见血止血所可同日而语者。

4. 衄血

阳明血分热盛，迫血循经上行，可致鼻衄、齿衄。《伤寒论》阳明病篇云："阳明病，口燥，但欲漱水不欲咽者，此必衄。"又云："脉浮发热，口干鼻燥，能食者则衄。"盖邪在血分，不欲饮水，热邪燥液口干，又欲求救于水，故但欲漱口不欲咽也。阳明气血俱多，热甚迫血妄行则作衄。张景岳云："衄血证，诸家但谓其出于肺，盖以鼻为肺之窍也。不知鼻为手足阳明之正经……《原病式》曰：阳热拂郁于足阳明而上热，则血妄行为鼻衄。此阳明之衄也。"盖以胃足阳明之脉，起于鼻之交頞中。阳明血分热炽，迫血循经上行，可致鼻衄如泉涌，血色鲜红，质稠量多，口燥但欲漱水不欲咽，舌质红，脉象滑数。治当清胃热以泻火，凉血热以止衄。常选用犀角地黄汤加白茅根、栀子之属，以凉血止衄；便秘者，加大黄，以泻火凉血，其效尤佳。若兼见口渴引饮，胸闷口臭，舌苔黄，脉洪大而数者，为阳明气血两燔，当合以吴氏加减玉女煎气血两清。

血从齿缝牙龈中出者，名为齿衄。齿衄与手足阳明二经及足少阴肾经有关。以手阳明之经入下齿中，足阳明之经入上齿中。又肾主骨，齿者，骨之所终也。故叶天士有"齿乃骨之余，龈为胃之络"之说。若阳明热盛，迫血循经上溢，可致齿衄如涌。张景岳谓："血出于经，则惟阳明为最。故凡阳明火盛，则为口臭，为牙根腐烂肿痛，或血出如涌而齿不动摇。必其人素好肥甘辛热之物，或善饮胃强者，多有阳明实热之证。"明代孙一奎《赤水玄珠》曾载有三例

---

① 现已禁用。余临床用水牛角代替。

阳明齿衄治案,均以大黄末,用枳壳煎汤少加童便调下,获得显效。孙氏还将此证与肾虚齿衄做了鉴别,"要知肾虚血出者,其血必点滴,齿则悠悠而疼,必不如此之暴甚。有余不足,最要详察。"笔者曾治朱姓患者,女性,28岁,齿衄延经2年,迭治未愈,发则血出如涌,色鲜红,口渴,脉滑大,舌质深红。用犀角地黄汤合吴鞠通加减玉女煎并加大黄而获治愈。

5. 蓄血

温热之邪,深入阳明血分,邪热与血搏结,可致蓄血。考《伤寒论》阳明蓄血证有二,其249条云:"阳明证,其人喜忘者,必有蓄血。所以然者,本有久瘀血,故令喜忘,屎虽硬,大便反易,其色必黑者,宜抵当汤下之。"257条云:"病人无表里证,发热七八日,虽脉浮数者,可下之。假令已下,脉数不解,合热则消谷善饥,至六七日不大便者,有瘀血,宜抵当汤。"是知阳明蓄血辨证,应掌握如下几点:其人"喜忘",屎虽硬,大便反易,其色必黑,甚至状若黏漆;已下而热不解,脉数不除;并可见脉象沉结有力,舌质紫暗或有紫斑等证。明代吴又可曾指出:温疫病中并发蓄血,大多因"胃实失下""邪热久羁,无由以泄,血为热搏"所致;其临床表现有少腹硬满,至夜发热,甚或喜笑如狂,若瘀血下行,则便色如漆等。轻者用桃仁承气汤,活血下瘀,逐邪泄热;重者用峻烈之抵当汤,以逐瘀破结泄热。其偏于血热重而血结少者,可用犀角地黄汤加入丹参、桃仁、琥珀之属,以凉血散瘀泄热。阳明蓄血证,常可见身黄。故王好古谓:"血蓄中焦则胸满身黄,漱水不欲咽,宜桃仁承气汤。"吴又可亦曾谓:若"发黄而兼蓄血,但蓄血一行,热随血泄,黄随泄减。"

综上所述,阳明血分证有斑、黄、吐衄、蓄血之别,但其间又往往有一定联系。阳明血分证总的特点是:按阴阳属性而分属阳;病位在里、在血;证候性质属热、属实。其总的治疗原则是:血热者,清阳明,凉血热;热与血结者,凉血、逐瘀。阳明血分证,常可见于急症、重症中,如重症肝炎、流行性出血热、流行性脑脊髓膜炎、尿毒症、各种败血症等。若能辨治精当,投药中的,每能使病情化险为夷,转危为安。因此认为,如能对阳明血分证的病因、病机、证候、治则、治法加以认真研究,对于扩大认识疾病的视野,开拓辨证思路,丰富现代中医临床辨证内容,将是有益的。

七、关于温病新感伏邪学说的认识

在温病学说发展过程中,前人为了说明温病的成因,创立了伏邪新感学说。这个理论是以证候为基础的,因而它有客观的物质基础,是温病病因病机

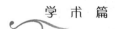

的抽象概括,对于临床辨治有一定的指导意义,是温病理论的重要组成部分。可是近年来,学者们对此学说看法不一,其焦点主要集中在究竟对临床有无实际意义。本文仅就个人的认识体会讨论于后。

(一)《黄帝内经》关于温病成因的论述

《素问·生气通天论》说:"冬伤于寒,春必温病。"《金匮真言论》说:"藏于精者,春不病温。"即是从内外因讨论温病成因的。晋唐以前的医家大都根据《内经》"冬伤于寒,春必温病"这一理论,把温病视为伏气所致。如晋代王叔和以感受寒邪即病与不即病,来区分伤寒与温病的发病机制。他在《伤寒例》中说:冬伤于寒,"中而即病者,名曰伤寒;不即病者,寒毒藏于肌肤,至春变为温病,至夏变为暑病"。认为即病为伤寒,不即病为温病。这一阶段,总的看法是伤寒为新感,温病是伏气。温病分新感与伏气,至宋代郭雍始发现其端倪,他曾在《伤寒补亡论》中提到"冬伤于寒,至春变为温病。冬不伤寒,而春自感风温之气而病者,亦谓之温",但未被人重视。至明代汪石山始明确提出新感温病之名称,他谓"苟但伤于寒,至春而发,不感异气,名曰温病,病稍重,此伏气之温病也;亦有不因冬月伤寒而病温者,此特春温之气,可名曰春温……此新感之温病也"。汪氏对温病成因的认识是比较全面的,不过,其所说的春温,实即新感温病的风温。清代章虚谷对温病成因作了进一步叙述,他谓"温病则有伏而后发者,有外感虚邪贼风随时气而成温者……若外感温病……与伤寒不同,亦与内发之温病名别"。从伏气为病发展为既有伏邪又有新感,这可说是温病病因学的一大发展。

(二) 新感和伏邪的原始含义

前者为感受外邪即时而发,后者为感邪后"逾时而发"。个人认为,不应单纯作为时间概念,更重要的应作为病位概念来理解。新感者,温热之邪感于肺卫、皮毛,其邪浅,其症情发展多为渐进性,治之得法易愈;伏邪者,温热之邪伏于里,发自气、营、血分也,其邪深,其症情多重,病情发展常为激进性,或纠缠难解。其辨析意义在于:

1. 分析病因病机

温病新感伏邪的辨别,是在辨证的基础上,通过分析、归纳而推断出来的。据临证观察,新感的病因多属风热燥邪为患,受邪轻浅,正气未伤;伏邪多为温热、暑湿、疫毒所致,病邪较重,尤多见于阴气素亏之体。两者的病理机转,截然不同。清代王士雄谓:"外感温热,由卫及气,自营而血;伏邪温病,自里出表,乃从血(营)分,而后达于气(卫)分。"清代戴天章亦谓:"新感温热,邪从上受,必先由气分,陷入血分,里证皆表证侵入于内也。伏气温热,邪从里发,必先由血分转入气分,表证皆里证浮越于外也。"临床所见,新感温病大都首见卫分证,而后气分、营分、血分证;伏邪温病为病邪内伏外发,初起径见气分/营血分证。总之,新感病机,由表入里,由卫气而营血;伏邪则由里出表,由气/营血而达于外。

2. 辨别证候类型

新感温病,病邪由表入里,故初起必见有发热,微恶风寒,无汗或少汗,头痛,咳嗽,脉浮数等表证;伏气温病,热邪自内而发,故初起即见发热而不恶寒(若由新感引动伏邪而发者,初起亦兼见有微恶风寒等症),口渴,心烦,溲赤,脉滑数、弦数、细数或沉数而躁,舌赤,苔少或厚腻等里热证。新感温病,病情多属渐进,病势较轻;伏邪温病,多呈暴发而势凶猛,如暴发型脑膜炎、中毒性菌痢等均是。

3. 确定治疗原则

新感温病病机在表,故其治疗宜疏表达邪。清代叶天士《外感温热论》谓:"在表初用辛凉轻剂",柳宝诒亦谓"新感风温,其邪专在肺,以辛凉清散为主"。使邪从表解,忌用寒凝之品,以免温邪被遏,无外解之机,特别是温邪夹湿。所以章虚谷谓:"始病解表用辛凉,须避寒凝之品,恐其邪反不易解也。"伏邪温病,由于邪伏于里,热自内发,所以治疗原则以清里热为主。叶氏《三时伏气外感篇》说:"苦寒直清里热,热伏于阴,苦味坚阴,乃正治也。"柳宝诒谓:"伏邪由内而发,治之者,以清里热为主。"更因伏温化热,最易灼伤津液,而致变证蜂起,故治疗宜步步顾护其津液,最忌发汗。清代林珮琴《类证治裁》曾指出:"此热邪由内达外,最忌发汗……若误与表散,必致躁热闷乱,以至于死。"

4. 推断病情预后

一般来说,新感温病,邪气在表,病情较轻,其病情发展多为渐进性,治之得法,邪不内传,随在可愈,故病程一般较短;伏邪温病,邪气深伏于里,暴发于外,即成燎原之势,故病势较重,且非短时期内所能透出,层层抽剥,变幻无穷,故病程较长。

(三) 新感伏邪理论的临床指导意义

清代雷少逸《时病论》曾指出,"凡诊时病者,新感伏气,切要分明,庶不致毫厘千里之失",正说明了辨新感伏邪的重要意义。证诸临床,多信而可征。蒲辅周老中医曾于1959年总结治疗中毒性菌痢的经验,认为此症"全属暑邪内闭,秽毒交蒸,虽有表证,实非表邪,治以芳香逐秽、清热解毒、开窍息风三者同时并用"。这种"虽有表证,实非表邪"的温病,正是伏气温病。蒲老从伏气温病辨证,以治里立法,可谓辨证独具慧眼。又如当年高邮散在流行性病毒感染发热,初起表现温邪犯于肺卫的证候,有人从"抗病毒"观点出发,初起即用清热解毒、苦寒直清里热之品为治,病反不愈。而从新感温病论治,用银翘散加减,常使汗出热解。他如麻疹初起,宜于辛凉宣透,切忌寒凉遏伏,致变症丛生;流行性出血热,初起即见里热证,运用清里热法,常使病程阻断或缩短而康复,若误与表散,则祸不旋踵。这均证明,辨温病新感、伏邪的重要性和实际意义。

综上所述,前人对新感、伏邪的认识,导源于审证求因的推理。这一理论来自实践,反过来又能动地起着指导实践的作用。其临床意义即在于掌握"辨证求因""审因论治"的辨治法则。今天看来,如能认真的研究,吸取其精华,扬弃其糟粕,不仅有助于临床疗效的提高,对发展中医温病学说,抑或提供新的起点和丰富充实其学术内容,均有重要意义。个人认为,对这一学说有重新研究的必要。

八、"治病必求其本"新认识

《素问·阴阳应象大论》云"治病必求其本",可谓千古不易之名言。夫疾病之产生,必有其根本原因;病机之变化,必有其关键所在;疾病证候虽有繁杂,然亦有其主次真假之可辨。本犹根也,关键也,主要矛盾和矛盾的主要方面也,本质也。故凡治病者,必当求其本也。譬之伐木者,枝叶虽繁,去其根本则枝叶皆去;徒恣力去其枝叶,而根本不除,则于事无功。求本之重要性,于此可见。观乎仲景之治病,重在辨证,求其病机之关键所在。如辨其为太阳经证,又须辨其为表实、表虚。虚实虽一字之差,实为病机之关键所在。表实者,主以麻黄汤解表发汗,以祛在表之风寒;表虚者,主以桂枝汤调和营卫,以治营卫之失和。又如《伤寒论》以白虎汤治阳明经证之大热、大渴、大汗出、脉洪大,在于制阳邪之独亢。夫邪热入于阳明,未有不伤阴液者。但权衡阳亢、阴伤之主次,则阳邪独亢为其主要矛盾和矛盾的主要方面。故白虎汤重在清阳明大热,而不以滋阴为亟。《温病条辨》以加减复脉汤治温邪深入下焦,邪热羁留,阴液大伤,真阴欲竭之证。夫温为阳邪,善伤人之阴液。病至下焦,邪退正虚,故加减复脉汤重在滋养阴液,而不以清邪热为用。《金匮》治里实证之下利用承气汤,即在于治其本质之里实,而不惑于下利之表象也。《伤寒论》治少阴病寒化证之阴盛格阳证,而用白通汤,白通加人尿、猪胆汁汤,在于治其本质之真寒,而不惑于现象之假热也。凡此,皆治病善于求本者。验诸临床,治病求本之指导意义,体会尤为深刻。

曾治一青年妇女,娇瘦体弱,屡罹伤风感冒。医者迭进荆防解表发散之方,病虽暂减,旋又罹受风邪。观其证,恶风有汗、头痛、鼻塞、面色㿠白、皮薄不荣、肢体瘦弱,食少倦怠,察其脉浮无力,舌淡苔薄白。考之《灵枢经》云"肉不坚,腠理疏,则善病风"。盖肺主皮毛,主诸气而属卫;脾主肌肉,主运化水谷精微,为气血生化之源。肺气虚则不能卫外而腠理不固,脾气虚则肌肉不长而卫气不充,故风邪易乘虚而袭。是以气虚不能卫外而为病之本,风邪侵袭肌表为病之标。迭进发散,卫气益虚,对病体非但无益,反而有害,故屡治屡发。当健脾益气固表,以治其本,稍佐御风之品,兼顾其标。用玉屏风散(黄芪、白术、防风,按6∶3∶2比例,为粗散,每用10g,煎服,一日2次),连服匝月,缓图功效,并嘱其加强体质锻炼。数月后,未再罹感冒。

又治一男姓患孩,季春患鼻衄,初则淋漓不止,继则血涌如泉。曾用中西止血药多种,鼻衄依然不止。举家惊慌,邀余往诊,见其血出如涌,色鲜红。切其脉洪数有力,应指滔滔。思《尚书·洪范》有云"火曰炎上",心在五行属火、主血脉,《素问·五脏生成篇》云"诸血者皆属于心"。夫气有余便是火,气上逆而不下,气逆而血上溢,血走清道,故鼻衄如泉涌。揆其病机,为心火亢盛,火载血上,迫血妄行,乃以泻心汤为治。夫泻心者,实泻心火之有余也。故以黄芩、黄连、大黄,苦寒泻火、引热下行。因血随气行,火气下降,血行亦趋安静而不致上溢,柯韵伯所谓"大黄、芩、连泻其心火之热,而血自宁"。服一剂,果杯覆血止。明·王应震尝曰:"见痰休治痰,见血休止血,无汗不发汗,有热莫攻热,喘生毋耗气,遗精勿涩泄,明得个中趣,方是医中杰。"亦是强调治病求本的重要性,谆谆示人治病必须求本。今天读来,仍有现实教益。

九、从经典解读抗老延年的理论与方法

(一) 中医学对人体衰老的认识

1. 阴阳平衡失调是造成衰老的内在基因

人的生命由阴精和阳精共同组合而成。所以,《素问·宝命全形论》说"人生有形,不离阴阳",《素问·生气通天论》说"生之本,本于阴阳"。就是说,人体的生命活动是以其内在矛盾即阴阳二气活动为根据的,人体阴阳二气的平衡协调则是健康的基础。人的生长、发育、衰老一系列变化,都是由其内在的矛盾运动即阴阳变化所决定的。《生气通天论》说"阴平阳秘,精神乃治,

阴阳离决,精气乃绝",说明对立的阴阳两个方面,只有在维持相对平衡统一的情况下,才能保持身体健康,如果失去平衡,就会衰老、生病,甚至死亡。

2. 肾气衰败是形成衰老的变化根本

肾藏精,为先天之本,生命之根。故《素问·金匮真言论》说:"夫精者,身之本也。"肾气与人体的生长、发育、衰老有密切关系,如《素问·上古天真论》说"五八,肾气衰,发堕齿槁",衰老与肾有内在联系。肾,其华在发,开窍于耳,肾之精为瞳子,齿为骨之余。所以发苍、重听、视茫、齿摇,都是老年肾精亏虚的外在表象。

3. 脾胃气虚是形成衰老的关键

胃主受纳,脾主运化,脾胃为后天之本。人体的脏腑精气皆赖脾胃运化的水谷精气所资生,故《灵枢·海论》说"胃者水谷之海",《五味》说"五脏六腑,皆禀气于胃",而人体的衰老又与脾胃气虚有关。李东垣十分重视脾胃精气奉养在人寿命中的关键地位,认为"脾胃为血气阴阳之根蒂也"(《兰室秘藏》)。他在阐发《素问·五常政大论》中论及"阴精所奉其人寿,阳精所降其人夭"时指出"阴精所奉,谓脾胃既和,谷气上升,春夏令行,故其人寿;阳精所降,谓脾胃不和,谷气下流,收藏令行,故其人夭"。《素问·上古天真论》说"阳明脉衰,面始焦,发始堕",说明脾胃功能旺盛则身体健康,脾胃气衰则是衰老的主要关键。

4. 精气神衰退是衰老的主要标志

精、气、神是人体的"三宝"。清代林珮琴在《类证治裁》中说:"人身所宝,惟精气神。神生于气,气生于精,精化气,气化神,故精者身之本,气者神之主,形者神之宅也。"人的生命物质虽有气血阴阳之分,但衰老的机制在于随着年龄增长,首先是精血不断衰耗,继之气虚、神败,形坏而老态龙钟。归纳《灵枢·天年》和《素问·上古天真论》所述内容,人体在接近衰老或衰老时期表现的衰老现象有:发鬓白或脱落,目昏不明,齿槁,面部荣华颓减,言语善误,皮肤干枯,身体沉重,行步不正,喜卧,不能生育等。元代赵松雪曾有诗云:"老态年来日日添,黑花飞眼雪生髯。扶衰每借过眉杖,食肉先寻剔齿签。右臂拘挛巾不裹,中肠惨戚泪长淹,移床独坐南窗下,畏冷思亲爱日檐。"清代褚人获《坚瓠集》载魏骥"老态诗"中云:"渐觉年来老病磨,两肩酸痛脊梁驼。耳聋眼暗牙齿蛀,腿软足疼鼻涕多,脏毒头风时又举,痔疮疝气不能和。更兼酒积微微发,三岁孩童长若何。"诗虽鄙俚,但能曲尽老态,还指出了老年人的多发病和特发病,可见精气神的衰退是衰老的主要标志。

（二）抗老延龄的方法

抗老延龄，不能单纯地依赖一方一法，而必须采取综合性的措施。《素问·上古天真论》上说："其知道者，法于阴阳，和于术数，食饮有节，起居有常，不妄作劳，故能形与神俱，而尽终其天年，度百岁乃去。"《灵枢·本神》说："智者之养生也，必顺四时而适寒暑，和喜怒而安居处，节阴阳而调刚柔，如是则僻邪不至，长生久视。"归纳传统医学对抗衰老、养生长寿的方法，大体有如下几个方面：

1. 调和情志以愉悦性情

《素问·上古天真论》上说："恬惔虚无，真气从之，精神内守，病安从来？是以志闲而少欲，心安而不惧，形劳而不倦，气从以顺，各从其欲，皆得所愿。"说明思想纯净无多杂念的人，精神愉快，形体健康，往往能够实现长寿的理想。《内经》中还强调情志调节必须做到"以恬愉为务，以自得为功"，只有这样，才能使"形体不敝，精神不散"。

2. 锻炼形气以增强体质

古人很早注意到劳动锻炼与长寿的密切关系。三国时代著名的医学家华佗提倡锻炼，增强体质。他说："人体欲得劳动，但不当使极耳。动摇则谷气得消，血脉流通，病不得生，譬犹户枢，终不朽也。"并创"五禽戏"锻炼身体。他的学生吴普依法锻炼，活至90多岁，耳目聪明，齿牙完坚。唐代大医学家孙思邈说，"养性之道，常欲小劳，但莫大疲及强所不能堪耳。且流水不腐，户枢不蠹，以其运动故也……食毕当行步……则食易消，大益人，令人能饮食，无百病"（《备急千金要方·养性·道林养性》），强调了运动能够增强体质，维持健康，延长寿命。"导引吐纳"、五禽戏、太极拳、内养功等，对锻炼形气、增强体质很有好处，《千金翼方·养性·养老食疗》中说："调身按摩，摇动肢节，导引行气……不得安于其处，以致壅滞……能知此者，可得一二百年。"认为按摩、导引等可以促进气血流通，保持身体健康。古往今来，善于导引、按摩而寿至百岁者颇多。相传唐尧时的彭祖，就是善于导引而成为寿星之祖；明代的冷谦，就是善于按摩而获遐龄；当代的吴图南就是坚持太极拳锻炼而年龄逾百数。有研究太极拳抗老，认为可延缓肌力下降年限，改善心肺的功能，改善饮食，长期坚持尤佳。

3. 固摄阴精以积精全神

肾藏精，精为生命之根本，故人之健康与否与肾精是否充沛有极大关系。如果纵欲耗精必定要损寿。《左传》曾记载医和为晋侯诊病之故事，指出晋侯之病是近女室太过所致，并提出节之的原则，实为保精养生的措施。在马王堆西汉古墓中出土的医书《天下至道谈》中，明确提出了性生活的节制问题："圣人合男女必有则也"。《黄帝内经》对于养生长寿提出积精全神的基本原则，并指出"以酒为浆，以妄为常，醉以入房，以欲竭其精，以耗散其真，不知持满，不时御神"是导致早衰的重要原因，只有"积精全神"，"故能形与神俱，而尽终其天年，度百岁乃去"。积精始能全神，享受天年之乐。汉代张仲景亦强调固摄阴精对养生的重要意义。指出"房室勿令竭乏……不遗形体有衰，病则无由入其腠理"（《金匮要略·脏腑经络先后病脉证第一》）。梁代陶弘景认为"保精则神明……是以为道，务宝其精"（《养生延寿录》）。孙思邈则指出，"善摄生者，凡觉阳事辄盛，必谨而抑之，不可纵心竭意，以自贼也"，主张性生活适度，要有节制。"王侯之宫，美女兼千，卿士之家，侍妾数百，昼则以醇酒淋其骨髓，夜则房室输其血气，耳听淫声，目乐邪色……当今少百岁之人者，岂非所习不纯正也"（《备急千金要方》）。

历代养生家对节欲保精提出许多方法，归纳起来，大致为：清心寡欲；房事有节；晚婚少育；房事禁忌。《千金翼方·养性·养性禁忌》指出，大风大雨，虹霓地动，雷电霹雳，大寒，大雾，四时节变和新沐，远行及疲，饱食醉酒，大喜大悲，男女热病未瘥，女子月血新产，皆不可合阴阳。其所说禁忌，值得今人参考。特别是患有心脑血管疾病、肺病的中老年人，更当注意房事禁忌。

4. 调节饮食以保养脾胃

人的精气神均与饮食有密切关系。宋代陈直《养老奉亲书》，在老年养生保健方面，十分重视食养的作用，指出"主身者神，养气者精，资气者食"，强调"食者，生民之天，活人之本也。故饮食进则谷气充，谷气充则气血盛，气血盛则筋力强"。中医学在重视饮食与健康的同时，尤其重视调节饮食、适度营养与健康长寿的关系。《素问·生气通天论》说："阴之所生，本在五味，阴之五宫，伤在五味……故谨和五味，骨正筋柔，气血以流，腠理以密……长有天命。"指出身体所需的营养物质来源于五味，饮食不节可以损伤五脏；饮食有节，不偏食偏嗜，适度营养，就能使身体健壮，健康长寿。《备急千金要方·食治》所载"食不欲杂，杂则或有所犯，有所犯者或有所伤，或当时虽无灾苦，积久为人作患"。提醒人们饮食不当会对身体造成损害，短时间可能没有症状表现，积久为患则影响健康。

在食物种类的选择方面，历代养生家都认为老人的饮食宜清淡，即在壮盛之时亦宜适当注意及此，才能防老延年，孙思邈提倡老人的食物需"常宜轻清甜淡之物，大小麦曲、粳米等为佳"。朱丹溪著有"茹淡论"，他主张少吃肉食，多食"谷蔬菜果,自然充和之味"。晋代医学家葛洪在其所著的《抱朴子》书中也曾提到,"若要衍生,肠胃要清"。这对老年保健很有意义。

除了注意饮食的品类之外,古代医家大都提倡食不过饱,孙思邈在《千金翼方·养性·养老食疗》中指出:"饮食当节俭,若贪味既多,老人肠胃皮薄,多则不消。"他曾在《枕中记》中说"清晨一盘粥,夜饭莫教足",指出"饱食终无益"。他还认为少食多餐对老人有益,暴饮暴食有害无益。提出了"食欲数而少,不欲顿而多"。当今我国不少百岁老人仍有少食多餐的习惯,在总量不增的情况下,少食多餐,如广州约有60%以上的老人,一天要吃5~6餐,每餐只吃30g,这正是对中国古代百岁老人"食欲数而少,不欲顿而多"的长寿经验的继承。总结中医学对饮食的要求,归纳起来是"六宜六不宜",即是"宜清淡不宜厚味;宜少食不宜贪食;宜精食细嚼不宜粗食囫吞;宜软食不宜硬食;调和五味不宜偏食偏嗜;宜冷热适度不宜过冷过热",以保养脾胃,促进健康长寿。

5. 服食药饵以补其不足

(1)养阴方:针对老年人多有阴虚阳亢的特点,历代方书收载了大量的养阴方药。例如《千金翼方》的天门冬丸,《寿亲养老新书》的二黄丸,吴球的大造丸,其中主药为天冬、麦冬、生地、熟地等。阴虚阳亢的老人服用后,可滋养阴精以与阳气维持相对平衡,达到"阴平阳秘",保持健康长寿。吴球曾赞誉大造丸的功效说"久服耳目聪明,须发乌黑,延年益寿,有夺造化之功"。

(2)补阳方:老年人也有不少阳虚之患,因而方书中记载不少补阳方药。如《备急千金要方》的黄精膏,《济阳纲目》的罗真人延寿丹等,其中有鹿茸、楮实子、补骨脂、杜仲。《良方》的椒红丸,除用姜、桂、附等补阳药外,还用黄精、地黄等养阴药,使之补阳不过于燥热,对于阳衰虚寒的老人有一定的补益作用。

(3)补肾填精方:人的衰老与肾精的关系极大,因而历代方书中载养老方,以补肾填精者为最多。例如龟龄膏,由人参、鹿茸、海马、枸杞等28种贵重及稀有药材组成,能补肾填精、益元气,有健身防老、祛病延年的作用,对男性性功能减退、神经衰弱、脑血管硬化、老年性耳聋、视力减退等疾病有较好疗效。龟鹿二仙膏(《摄生秘剖》方)用龟板、鹿角,配以枸杞子、人参大补精髓,益气养神,有益寿延年之效。明代董其昌的首乌延寿丹,多以何首乌、枸杞子、杜仲、地黄等为主药,功能养肾补精。对于肾虚的老年病人,虽未必"轻身不老",但可以维持健康,延长寿命。清宫寿桃丸(原名蟠桃丸),清代乾隆时宫廷配方,由益智仁、大生地、枸杞、胡桃仁、天门冬等药物组成,具有补肾生精、益气强壮作用,药性平和,适合老年人服用。

(4)健脾益气方:脾胃为后天之本,人的衰老与脾气虚衰有很大关系。方书记载了很多健脾补气的方药,用以养生延年。如《千金翼方》的白术酒,《名医验方类编》所载的少阳丹,《寿亲养老新书》所载的茯苓煎等,多以人参、白术、苍术、茯苓等为主药,补气、健脾利湿,对脾虚气衰的老年人是有益处的。清宫八仙糕,系由明·陈实功《外科正宗》八珍糕加味而来,以人参、茯苓、莲子、薏苡仁、山药、扁豆等药组成,平补脾胃,滋养后天,尤为补益增寿之妙品。

临 证 篇

一、胆汁反流性胃炎论治五法

胆汁反流性胃炎，是指由于幽门括约肌功能失调或胃幽门手术等原因造成含有胆汁、胰液等十二指肠内容物反流入胃，使胃黏膜产生炎症、糜烂和出血等，减弱胃黏膜屏障功能，引起 H^+ 弥散增加而导致的胃黏膜慢性病变。

本病病机主要为胃失和降，胆邪上逆，治疗当以和胃降逆为原则。但由于患者体质差异（气虚或阴虚）、情志所伤（易怒肝旺、忧思伤脾）、工作环境（如劳倦脾虚）、生活嗜好（恣食辛辣、肥厚，酗酒，吸烟）等因素不同，以及病程长短（初病在气，久病入络）之殊，因而症情有虚实寒热之别，病位有在脾胃肝胆在气在血之异，故须辨证施治。现将予之临证体会略论于下。

（一）土虚木乘，当辨本于气虚或阴虚

脾胃气虚，木邪乘胃证，临床主要表现为：脘痛绵绵，痛处喜温，或脘部痞满胀痛，时胀时消，纳谷不馨，饱则胀甚，泛酸，吐清水，大便不调，肢倦乏力，舌苔薄白，舌质淡嫩，脉缓无力。治当益气健胃，扶土抑木。常用党参、白术各10g，干姜6g，甘草3g，枳实10g，黄芪30g，香附10g，莪术15g。若脾胃气虚，中阳失展，气虚血瘀，可加肉桂3g，配合参、芪、炙草以补气建中，再加丹参、赤芍各15g，以活血化瘀。

胃阴不足而木邪横逆者，症见胃脘灼热，隐隐疼痛，嘈杂似饥，或饥而不欲食，食后饱胀，口干唇燥，便干，形瘦乏力，舌红少苔，脉细数或弦数。治当甘寒养胃与酸甘化阴合用，以柔肝养胃。药用北沙参、鲜石斛各15g，麦冬、生地各30g，川楝子、赤白芍各10g，甘草6g，佛手3g，香附10g，枳实、八月札各15g。若胃酸缺乏者，用叶天士乌梅配木瓜治胃阴枯、津不生之法颇验。阴虚而脘胀甚者，当选用八月札、徐长卿、佛手、玉蝴蝶等理气而不伤阴之品。阴虚胃热甚者，配加蒲公英、石见穿、木香、绿萼梅。若胃阴不足兼有气虚，可在养胃阴药中加用太子参。又胃阴不足证如与脾虚生湿兼见者，可配用制於术、炒薏苡仁，健脾化湿而不过于温燥。总之，胃阴虚证用药，须慎用香燥之品，当遵叶氏"用柔忌刚"之训，以免重伤胃阴。

（二）肝（胆）邪犯胃，安胃必先制肝（胆）

肝（胆）邪犯胃，症见脘痛且胀，时而牵连胁背，常因郁怒而痛甚，食

少,食后胀甚,嗳气频频,或泛吐酸苦水,时叹息则舒,苔薄脉弦。治宜疏肝理气,和胃降逆。常用柴胡 6g,赤白芍、枳实、香附、黄郁金各 10g,蒲公英 30g,炙甘草 6g。若肝气上逆,嗳气频频较剧,可加沉香、旋覆花、代赭石。若脘痛甚者,亦可酌用治肝气犯胃方(延胡索、川楝子、苏梗、乌药、香附、红豆蔻)化裁。本证用药,宜通灵轻巧,疏通气机,令其调达,而致和平。不宜用阴柔滋腻之品。叶天士曾指出,"凝滞血药,乃病之对头也"。

若肝(胆)气郁久化火,则痛势急迫,心烦易怒,嘈杂吐酸,口干、口苦,烦热,舌红,苔黄,脉弦数,应慎用香燥药,以免助火伤阴,治当疏而清,可用降香、郁金、山栀、橘红、枇杷叶、苏子、川贝、蒌皮,即叶氏"忌用燥热劫津"之意也。本证与阴虚木横证治当润而柔有别。但两者亦常有内在联系,因化火者常易伤阴,阴虚者易生热化火之故。

(三) 瘀阻胃络,行瘀尤重调气

瘀阻胃络,症见脘痛固定不移,痛时拒按,或如针刺,或如刀割,食后痛甚,或夜间尤剧,或见便黑,甚或呕血,舌质暗有紫气,舌下紫筋明显,脉弦或细涩。治法:活血化瘀,理气止痛。常用蒲黄(布包)、五灵脂(布包)、丹参各 15g,川郁金、酒赤芍、当归、香附、延胡索、枳壳各 10g,制大黄 6g。若胃络受伤,痛久,大便色黑量多者,去延胡索、赤芍,改用白芍,加侧柏叶、地榆,并用参三七粉 3g、白及粉 10g 冲服。

(四) 湿热中阻,法当清化畅中

湿热中阻,症见脘痞疼痛,食少,胀满,呕恶,口苦而干,但不欲多饮,苔黄而厚腻,舌质红,脉滑数。治以苦辛通降,清化畅中。常用法半夏 10g,黄连 3g,黄芩 6g,枳实、杏仁、藿梗、黄郁金各 10g,白蔻仁 6g(后下),蒲公英 30g,大黄 6g。本方能消炎,控制胆汁反流,尤其对胃窦炎有效。

(五) 痰浊阻胃,化浊须究寒热

痰浊阻胃,症见脘痞闷塞,胀满不适,不思饮食,食后胀甚,恶心呕吐清水或酸水,舌苔浊腻,脉滑或弦缓。治法:燥湿化浊,化痰和胃。常用苍术、厚朴各 6g,陈皮、法半夏各 8g,藿香 10g,菖蒲根 6g,枳实、茯苓各 10g,甘草 3g。若痰浊从阳化热,加川连 3g、竹茹 6g,或用黄连温胆汤;从阴化寒,加草蔻仁、干姜各 6g,或用吴茱萸汤。若痰浊中阻,胃虚气逆而心下痞硬,嗳气不除,呕恶者,用旋覆代赭汤。若症见苔白,恶心,涎沫泛溢,即叶氏所谓"病在肝胃",当通阳泄浊,用吴茱萸、干姜、姜汁、茯苓等品。

以上各法均应以通降为主法,组方用药亦须注意轻灵活泼,即使用参、芪、术、草益气建中,用沙参、麦冬、石斛等清养胃阴,亦得力使气机通畅,可在前者中配以枳实、陈皮以和胃降逆,于后者中佐以川楝子、香附以疏肝调气,俾"补中有通",以遂胃腑"通降"之性。治法种种,总的目的在于促使胃之通降功能恢复正常,使胆邪不致上逆,则诸症自可减轻,病理逆转,取得较好疗效。

胆汁反流性胃炎的临床表现,虽有上述诸证之不同,但常可相兼为病。如脾胃气虚证,因气虚运血无权,又多夹瘀;胃阴虚证,因阴虚生内热的关系,又多兼火,而胃阴虚与脾虚生湿兼见者亦复不少。再者,证候往往因病情发展和治疗的关系而互相转化。如肝气犯胃证,因肝气郁久化火伤阴,或气滞日久,血行瘀滞而致瘀阻胃络。因此,必须详细辨证,注意证候兼夹、转化,灵活施治,务使组方用药曲应病情,俾有益于治疗,切勿胶柱鼓瑟,一成不变。

作为望诊的延伸和深化的纤维胃镜和胃黏膜病理切片检查,对临床辨证、组方用药具有重要的参考价值。如胃腺黏膜萎缩,多由气虚、阴虚兼瘀阻所致,因脾胃气虚,中阳失展,胃腑失于温养兼夹血瘀者,用参、芪、莪术、丹参、赤芍等益气健胃化瘀药;胃阴虚而胃腺萎缩者,用沙参、麦冬、生地、石斛等甘寒濡养之品。胃腺上皮肠化者,常在辨证的基础上加用白花蛇舌草、土茯苓、八月札、生薏苡仁等清热化湿解毒药。多发性息肉或假性息肉形成,则常选用丹参、红花、三棱、莪术、刺猬皮、炮山甲等活血化瘀、软坚散结药。此外,如结合现代药理知识用药,往往对胆汁反流性胃炎病理机制的逆转,具有一定的针对性和有效性。如枳实能促进胃肠蠕动,增强胃排空能力,与芍药、甘草合用,又可降低迷走神经的兴奋性,提高幽门括约肌的张力,从而可以控制胆汁反流。他如枳实配柴胡,郁金佐柴胡,大黄与枳实相伍,对控制胆汁反流,颇多尝用。莪术不仅能化瘀消痞止痛,其所含挥发油又能直接兴奋胃肠道,有很好的健胃作用。因此认为,辨证与辨病相结合,是提高疗效的重要途径之一。

本病属慢性病,辨治确当,服药有效者,应守法守方,坚持治疗,方可奏效,切勿因求愈心切,处方用药,朝更夕改,反致欲速不达。同时,更须调摄精神,远烦戒怒,颐情悦性,有助于尽快康复。

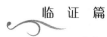

[验案实录]

1. 胆汁反流性胃炎、十二指肠球炎(胆邪犯胃,痰热中阻)

陆某,女,43 岁。2003 年 5 月 7 日初诊,患吞酸嘈杂、脘痞胀痛半年余。被诊为"胆汁反流性胃炎、十二指肠球炎"。经用中西医药治疗乏效。刻诊:吞酸,嘈杂,脘痞闷塞,胀满疼痛,不思谷食,食后胀甚,嗳气泛恶,甚则呕吐胆汁,口苦,心烦。舌质红,苔黄腻,脉弦滑数。辨证为胆邪犯胃,痰热中阻。治以清胆泄热,化痰和胃。方用左金丸合温胆汤加味:黄连 6g,吴茱萸 2g,法半夏 10g,陈皮 10g,茯苓 10g,炙甘草 4g,竹茹 10g,枳实 10g,生大黄 6g,黄郁金 10g,藿梗 10g,杏仁 10g,蒲公英 30g,煅瓦楞子 15g(杵),焦三仙各 10g,生姜 2 片,红枣(破)5 枚。5 剂。

5 月 13 日复诊:服方后吞酸、嘈杂显减,脘痞胀满渐宽,纳谷亦较香。后以原方随症加减,其中随症酌加药物主要为苏梗、白蔻仁、青皮、醋香附、象贝母等疏肝理气、化痰和胃之品,前后治疗近 2 月,吞酸、嘈杂、脘痞胀痛诸症悉除。

按:本案吞酸、嘈杂、脘痞胀痛,甚则呕苦,而见舌质红,苔黄腻,脉弦滑数。显系胆邪犯胃,痰热中阻,胃失通降所致。即《内经》所谓"邪在胆,逆在胃"之证机。治方选用左金丸合温胆汤加味,以清泄肝胆郁火,清热化痰,理气和胃。使其肝胆郁火得清,不致犯胃,痰热得其清化,胃气得以复其通降之职,则吞酸、脘痞、疼痛、食少作胀、呕苦诸症,自然得瘥矣。

2. 胆汁反流性胃炎(肝胆气逆,胃失和降)

陈某,女,42 岁。患胃脘部疼痛并嗳气泛酸 3 月余。经查胃镜,诊断为胆汁反流性胃炎。刻诊:脘痞疼痛,甚则痛引两胁,每于郁怒而痛甚,吞酸嘈杂,嗳气频作,呕恶,间吐酸苦水,纳谷欠香,大便偏干,心烦,夜寐欠安,神疲乏力,舌苔薄白稍腻、质淡红,脉弦滑。辨证为肝胆气逆,胃失和降。治以疏肝利胆,降逆和胃。方用四逆散和旋覆代赭汤加味:柴胡 10g,白芍 10g,炒枳实 10g,炙甘草 6g,旋覆花 15g(布包),代赭石 15g(杵),党参 10g,法半夏 10g,蒲公英 30g,煅瓦楞子 15g(杵),醋香附 10g,郁金 10g,生姜 2 片,大枣 5 枚。7 剂。

二诊:脘痞疼痛好转,嗳气已平,纳谷较香,但仍感嘈杂吞酸,口苦,大便仍解而不畅,心烦,夜眠欠安依然,遂于原方去旋覆花、代赭石,加生大黄 6g,黄连 6g,吴茱萸 1g。7 剂。

三诊：脘胁疼痛明显好转，大便得畅通，夜眠较安。后以原方略事加减，并酌小其制，服至月余，脘胁疼痛、吞酸嘈杂诸症均除。后复查胃镜，胃黏膜炎性病变基本消失，未见胆汁反流。

按：本案由肝胆失于疏泄而上逆犯胃，胃气失于通降，胆汁得以反流，上逆为病，故见脘痞疼痛、嘈杂、吞酸、口苦、嗳气频仍等症。首诊时用四逆散疏肝胆以理气滞，缓急迫而止脘胁疼痛，旋覆代赭汤扶中气以和胃消痞，降逆气以除嗳气频仍，并辅以香附、郁金、蒲公英、瓦楞子等味，以疏肝利胆，清热和胃。二诊以嗳气得平，而去旋覆花、代赭石，以仍感吞酸、口苦、大便不畅、心烦、夜眠欠安，而益以黄连、吴茱萸，清泄肝胆郁火，大黄通腑，以遂"胆随胃降"之常。药后获效，遂小其制以蠲余症。又四逆散及郁金、大黄等药，在胆汁反流性胃炎证治中每作为常用方药。药理及临床研究均表明，枳实能促进胃肠蠕动，增强胃排空能力，与芍药、甘草合用，又能降低迷走神经的兴奋性，提高幽门括约肌的张力，从而控制胆汁反流。其他如枳实配柴胡，郁金佐柴胡，大黄与枳实相伍，控制胆汁反流时多常用。

二、五色桃花汤治疗食管炎

急性食管炎是指食管黏膜充血、水肿甚至糜烂等炎性改变的疾病，以胸骨后或剑突下灼痛和吞咽困难为主要临床特征。在农村中较为常见，尤以农忙季节为多。其症多由饮食热物或硬食吞咽过急，伤及食管及胃黏膜所致。病者一般并无胃病史，发病突然，于食后骤然吐血或呕血（轻者亦可无出血），食管及胃脘部顿觉疼痛，其痛如灼，饮食时灼痛更甚，遂致妨碍饮食。笔者用"五色桃花汤"治疗多例，效果较好，现介绍于下：

处方：赤石脂 15g，白及片 9g，黄郁金 6g，青黛 3g（包煎），乌贼骨 9g（研粉），玄参 15g，细生地 12g，白芍 9g，甘草 3g，代赭石 12g（杵）。水煎两次服，服用时，冷热适宜，缓缓频咽。

病案举例：张某，男，24 岁，农民。素无胃病，三日前因急食后，骤然呕血约一碗，膈连胃脘疼痛，疼痛如灼如刺，进食加剧，因之不能进食。前在某卫生院诊治，用过中西药，未获效机，遂来商治。症状：膈连胃脘灼痛，因痛畏进饮食，饮水上逆，脘部有压痛。脉弦而有力，苔薄白，舌尖红。症由进热食过急，伤及食管及胃，胃络受伤，故呕血而膈连脘痛。进以"五色桃花汤"煎液缓服，一剂痛减,逆平,再剂而愈。

体会:赤石脂,性味甘温而涩,乃是阳明药也。能入血分,有生肌肉、厚肠胃、疗疮收敛、止血等作用。白及,苦、甘、涩、微寒,功能生肌止痛,收敛,止血。郁金,辛、苦、寒,有行气、活血、化瘀、止痛之功,《大明本草》用以治"血气心腹痛"。青黛,咸、寒,泻肝,解热,止吐血、咯血,《医学正传》并用以治"心口热痛"。乌贼骨,咸、微温,收敛,止血,善治创伤出血,并有制胃酸作用。玄参、生地,甘、苦、寒,清热,养阴,治心膈热痛有效。芍药,苦、酸、微寒,合甘草之甘、平,能缓中、止痛,并能保护黏膜。代赭石,苦、寒,镇逆,止呕,且有止血之功。

综观是方,有收敛、生肌、止痛、止血、化瘀,及保护黏膜、镇呕、制酸诸作用。故对食管或胃破伤之吐血、疼痛有效。轻者一剂,重者二剂,多可得瘥。

三、慢性萎缩性胃炎主用温养、滋阴二法参合药理用药

慢性萎缩性胃炎属于中医学"胃脘痛""呕吐""痞满"等范畴。本病发生与饮食失调、情志不畅、脾胃虚弱等因素有关;病位以胃为病变中心,不同程度地涉及肝、脾、胆等脏腑,或肝胆失疏而横逆犯胃,或胃腑积热而耗伤气阴,病久则气滞血瘀,使胃体失其濡养,甚则痰瘀内阻胃络;病性为寒热错杂,虚实兼见,演变各异。病情反复发作,常致脾胃阳气或阴液受损,发展为中焦虚寒证或胃阴不足证。脾胃虚寒,症见胃脘隐痛,喜温喜按,遇寒痛甚,兼见面色无华,手足不温,倦怠乏力,食欲不振,大便溏薄,舌淡苔白,脉象细弱。治以温运脾阳、健胃和中为主,常用方香砂六君汤合保元汤等。胃阴亏虚,症见胃脘隐隐灼痛,兼见嘈杂,饥不欲食,口干舌燥,手足心热,大便偏干,舌红少津,脉象细数。治宜滋阴养胃、佐以调气为主,常用方益胃汤、一贯煎合芍药甘草汤等。

临床治疗慢性萎缩性胃炎证病结合,以辨证为主,确定治则治法及选方遣药,并参考现代医学对疾病相关中药的研究成果,加入几味经现代医学证实作用确切的中药,以提高临床疗效,如黄连、黄芩、蒲公英等清热解毒,抑杀幽门螺杆菌;丹参、赤芍活血化瘀,有利于腺体恢复;白花蛇舌草、蒲公英、生薏苡仁等清热解毒消痈,阻断肠化、异型增生。

[验案实录]

1. 慢性萎缩性胃炎(脾胃虚弱,寒热错杂)

稽某,男,53岁。2003年4月18日初诊,患脘痞纳呆、神疲乏力1年余。经胃镜及胃黏膜病理检查诊为"慢性萎缩性胃炎(中度)、胃窦炎、胃腺肠化、幽门螺杆菌(++)"。曾用雷尼替丁、果胶铋、阿莫西林等西药及中药疏肝和胃之剂治疗,效不理想。诊见:脘痞胀痛,纳呆食少,食后胀显,脘部畏寒喜温,但时感烧心,大便偏溏,神疲,乏力,形体消瘦,面色㿠白,肢冷畏寒。舌苔白,满布舌面,质淡黯,脉象弦缓无力。证属中阳气虚,寒湿郁热,气滞血瘀,寒热夹杂。治以益气温阳,调理脾胃。方用香砂六君子汤合保元汤加味:党参15g、炒白术10g、茯苓10g、炙甘草6g、陈皮10g、法半夏8g、木香6g(后下)、砂仁6g(后下)、肉桂4g、生黄芪30g、丹参15g、赤芍15g、莪术15g、生薏苡仁30g、仙鹤草30g、白花蛇舌草30g、蒲公英30g、黄连6g、干姜6g、红枣(破)7枚。20剂。

5月16日二诊:脘痞较宽,胃纳增,烧心减,精神较佳。原方加炙刺猬皮10g、当归10g、乌梅10g、白芍药15g。20剂。

6月29日三诊:脘痞胀痛诸症明显好转,纳食增加,精神较爽。遂以原方继进10剂。脘痞胀痛诸症若失,饮食如常,精神转佳。后以原方减其制,嘱服一段时间,以巩固疗效。

按:本案患者始为脾胃气虚,兼夹气滞,继则气虚及阳,阳气虚馁,阳虚而寒湿内盛,气滞日久,而兼致血瘀;加之素有烟酒嗜好,内有郁热,形成脾胃虚弱,虚实兼见,寒热交错之复杂病证。故方用参、芪、术、草以补益中气;肉桂、干姜以温阳祛寒;木香、砂仁以行气止痛;丹参、赤芍、莪术、刺猬皮以活血化瘀消积;陈皮、法半夏以燥湿化痰和胃;归、芍、乌梅兼以养血护阴;蒲公英、黄连以清热健胃;仙鹤草、薏苡仁、白花蛇舌草以强壮健胃,清化解毒。临床观察和药理实验表明:参、芪、莪术、丹参、赤芍等药,对本病胃黏膜萎缩有可使逆转之效;薏苡仁、仙鹤草、白花蛇舌草等药对胃腺肠上皮化生有消退之功;黄连、蒲公英等药,有抑制和杀灭幽门螺杆菌的作用。本案证情复杂,且久治未愈,可谓难治性疾患。使用上述方药2月余,竟获效机。于此可见,对慢性萎缩性胃炎,辨证与辨病论治相结合有重要意义。

2. 慢性萎缩性胃炎伴胃息肉(胃阴亏虚,湿热中阻)

周某,女,58岁。1998年7月21日初诊,患上腹部不适伴嗳气食少半年余。曾在某院经纤维胃镜检查及胃黏膜活检示:慢性轻度萎缩性胃炎、急性活动,伴局灶性腺上皮肠化;胃体炎性增生性息肉约0.4cm×1cm,息肉表面充血。幽门螺杆菌(+)。服用阿莫西林、罗红霉素等治疗,未见显效。刻诊:脘中嘈杂不适,隐隐作痛,时如针刺,嗳气,纳呆,痞满,食后胀甚,口干,形体消瘦,头昏乏力,夜眠欠佳,舌质红,苔薄白而干,脉象弦细。辨证为胃阴亏虚、湿热中阻。治以养阴益胃,清化畅中。益胃汤合小陷胸汤化裁:南北沙参各15g,麦冬10g,玉竹10g,黄连6g,法半夏6g,瓜蒌皮15g,杏仁10g,炒枳实10g,白芍10g,炙甘草6g,乌梅10g,木瓜10g,蒲公英15g,土茯苓15g,生薏苡仁30g,白花蛇舌草30g。10剂。

8月4日二诊:脘中嘈杂已减,痞满稍宽,疼痛亦轻。守法继进,原方续服24剂。9月14日三诊:脘痛明显好转,纳谷较香,精神亦较好,尚感嘈杂不适。守法增进。原方加莪术15g,生黄芪15g,赤芍12g,紫丹参15g。16剂。10月12日四诊:嘈杂、脘痛诸症已除,痞闷已宽,谷食转香,精神亦爽。复以养阴清化和胃之剂(南北沙参各15g,麦冬10g,白芍12g,乌梅10g,木瓜8g,黄连6g,吴茱萸2g,蒲公英15g,土茯苓15g,生薏苡仁15g,白花蛇舌草30g,瓜蒌皮15g)10剂,以善其后。并嘱患者注意饮食、精神调养,俾其康复。1年后做胃镜及胃黏膜病理复查示:胃腺体萎缩、活动性炎症及息肉均消失,转为慢性轻度浅表性胃炎,幽门螺杆菌(−)。

按:本案盖由饮食失节,恣食辛辣,损伤脾胃,致湿热内蕴,阻于中焦,日久胃阴受损,而为胃阴不足、湿热中阻之候。故方以甘寒濡养胃阴之益胃汤,合酸甘化阴之芍药甘草汤,及叶氏治胃阴枯津不生之乌梅配木瓜之药法,滋养胃阴,濡润胃体,以治胃腺体之萎缩;复以清化畅中之小陷胸汤加枳实、杏仁、蒲公英,以治胃黏膜炎症之活动;以胃腺肠化,故加用白花蛇舌草、土茯苓、生薏苡仁等清热化湿解毒药;炎性息肉形成,故选用丹参、赤芍、莪术活血化瘀、理气消积之品。又生黄芪与莪术相伍,消补兼施,俾消积而不伤正气。盖以方药与病证机转相符,宜其获效理想。

四、温湿清利法治疗溃疡性结肠炎

溃疡性结肠炎是一种病因尚不十分清楚的慢性非特异性肠道炎症性疾病,病变主要限于直肠、结肠黏膜及黏膜下层,呈连续性非节段性分布,直肠和远端结肠受累多见,也可向近端扩展,甚至遍及整个结肠。临床表现主要为腹痛、腹泻、黏液脓血便、里急后重。部分患者有发热、贫血、体重减轻等全身表现。属于中医学"肠澼""滞下""肠风""脏毒"等范畴。

本病病位在大肠,涉及脾、肝、肾诸脏。湿热蕴肠、气滞络瘀为基本病机,脾虚失健为主要发病基础,饮食不节是主要发病诱因。本病多为本虚标实证,活动期以标实为主,多为湿热蕴肠,气血不调。如《证治汇补》有言:"滞下者,谓气食滞于下焦,肠澼者,谓湿热积于肠中,即今之痢疾也。故曰无积不成痢,痢乃湿热食积三者。"缓解期主要为正虚邪恋,脾运失健,亦有兼肾虚者。如明·张介宾《景岳全书》中指出:"泄泻之本,无不由于脾胃……脾胃受伤,则水反为湿,谷反为滞……而泻痢作矣。""肾为胃关,开窍于二阴,所以二便之开闭,皆肾脏之所主。今肾中阳气不足,则命门火衰……阴气极盛之时,则令人洞泄不止。"不同症状的病机各有侧重,脓血便为主者,病机侧重于湿热蕴肠,血络受伤;泄泻为主者,病机侧重于湿热蕴肠,大肠传导失司,或脾虚湿盛,运化失健;腹痛为主者,病机侧重于湿热蕴肠,气血不调,肠络阻滞,或脾虚肝旺,肝脾失调。

溃疡性结肠炎的治疗目的主要是控制急性发作,缓解病情、减少复发,防止并发症。治疗多从调理脾胃、肝、肾、大小肠等着手,辨证施治,并结合中药灌肠等中医特色疗法。予常用温涩清利法治疗本病。急性期以清热燥湿、行气调血为主;缓解期治宜健脾益气、补益脾肾、滋养阴血、固肠止泻、抑肝扶脾、活血化瘀等。

本病"三分治,七分养",治疗的同时饮食很关键,要选择"高能、低脂、少渣"的食物。

[验案实录]

1. 慢性溃疡性结肠炎(湿热蕴结肠腑)

陆某,男,34 岁。患下痢脓血便 3 年余,经某医院做钡剂灌肠 X 线摄片及纤维结肠镜检查,确诊为慢性溃疡性结肠炎。曾用链霉素等西药及参苓白术丸等治疗,未见明显效果。诊时症见下痢赤白脓血,赤多白少,日达 4~5 次之多,腹痛,里急后重,得便后则肛坠稍减,小便短而少,舌苔微黄而腻,质淡红,脉滑数。辨证为湿热蕴结肠腑,气血失和。拟清肠燥湿、调气和血为治。用当归贝母苦参丸加味:当归、赤白芍各 10g,苦参、秦皮、象贝母、乌贼骨(杵粉)各15g,木香(后下)、枳实各 10g。每日 2 剂,每剂煎 2 煎,上下午口服、保留灌肠

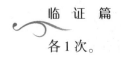

各1次。

治疗月余,大便已转正常,腹痛肛坠诸症均除。后以本方为基础,合以六君加减为丸常服,调治3月,遂告康复。

按: 当归贝母苦参丸方中,当归和血,能治脓血便(张洁古所谓"和血则便脓自愈");苦参燥湿清热,善治湿热下痢;贝母疗疮散结,与乌贼骨合用治消化道溃疡有效。故常以本方内服加灌肠用治溃疡性结肠炎证属湿热蕴结肠腑者。

2. 慢性溃疡性结肠炎(利久正虚,寒热错杂)

李某,女,45岁。1999年3月13日初诊,患大便溏夹有黏液1年半。曾被诊断为"慢性溃疡性结肠炎",用氧氟沙星、呋喃唑酮等西药未效。后由中医诊疗,根据大便溏夹有黏液,腹痛肠鸣,晨起为甚等症,从肝木乘脾、火不生土论治,曾用痛泻要方、补火生土法(肉桂、附片、菟丝子、补骨脂、益智仁、吴萸、芡实)等方达64剂,病情也是时好时差。就诊时,细审患者病情,大便溏或稀夹有不消化食物,1日3~4次,晨起为甚,有似"飧泄""五更泄"之候。然大便溏薄夹有白色或黄色黏液、偶带少量血液,肠鸣腹中绵痛而有肛坠,腹中常有冷感而畏寒四肢作冷,并觉口干口渴而喜饮,且口舌生疮,舌苔虽白而质红,脉虽细而兼弦数。揆度病情证属利久正虚,寒热错杂,非偏寒偏温之剂所能奏效。拟从益气扶正、温寒清热、调和血气立法。用乌梅丸加味:乌梅15g,细辛4g,肉桂6g,党参10g,制附片10g(先煎),蜀椒6g,干姜6g,黄连6g,黄柏6g,当归10g,木香10g(后下),川朴6g。5剂。

复诊:服上方后,大便较成形,夹带黏液及血液亦少,腹痛肠鸣大减,余症亦好转。前后以上方随症加减,计服43剂,大便成形,腹痛诸症亦除,口舌溃疡亦愈,精神转佳。

按: 本案慢性结肠炎患者,前医曾从肝木乘脾、火不生土论治,收效不显。就诊时,细参脉症,经过分析综合,辨证为利久正虚,寒热错杂,投以扶正、温脏清热、调气和血之乌梅丸加减,竟收全功。岳美中老师"辨证须细,用药求精"之训,可谓至真至要之言。

五、乙型肝炎证治应处理好气血、肝脾、邪正之间的关系

乙型肝炎具有以下特点:①初伤在气,久必入血,病在气分较少,在血分者

尤多。②病位在肝脾。肝气郁结则血瘀,脾运不健则湿滞,无论是由脾及肝,或由肝及脾,都具有明显的肝脾两脏的症状。

乙型肝炎以湿热瘀毒为致病因素,湿热疫毒蕴结肝经血分、肝胆疏泄不利为本病病机关键之所在,治宜清热解毒化湿,疏肝利胆化瘀。药用春柴胡、黄芩、绵茵陈、黄连、法半夏、瓜蒌皮、石见穿、夏枯草、丹参、赤芍等。疫毒重者,可加白花蛇舌草、白英、龙葵;湿邪重者加猪苓、泽泻、通草等。另一方面,湿热瘀毒交结,久必耗伤肝阴,损及脾气,表现为正虚毒郁的虚实夹杂证。临床上应注意湿热伤阴状态,处方用药必须做到养阴而不滋腻,清化而不苦寒,常选用三石一贯煎加味,药用生石膏、寒水石、飞滑石、生地、丹沙参、枸杞子、麦冬、当归、川楝子、石见穿、夏枯草等。治疗分急性期、慢性期侧重不同,不单纯针对病毒,要重视整体功能的调整,宜祛邪与扶正兼顾。同时当注意湿与热,肝与脾的主次位置,采取相应加减变化。

[验案实录]

1. 乙型肝炎(湿热蕴毒,瘀滞肝胆)

耿某,男,22岁。1993年9月18日初诊,目黄、身黄、小便黄1月余。患者8年前被诊为"乙肝"。现身目黄色鲜明,小便黄赤,脘部隐痛,口干喜饮,四肢无力,全身皮肤瘙痒,饮食尚可,大便溏而不爽。舌质红,苔薄黄,脉象弦数。查肝功能:总胆红素109.8μmol/L,麝香草酚浊度12.8U,谷丙转氨酶>200U,谷氨酰转移酶136U,白球比45/41。乙肝五项检测提示"大三阳"。尿八项:胆红素(++),余(−)。辨证为湿热蕴毒,瘀滞肝胆,胆汁外溢。治以清利湿热,解毒祛瘀。方用茵陈蒿汤加味:茵陈30g,山栀子15g,大黄6g(后下),金钱草15g,六一散15g(布包),车前子(布包)、车前草各15g,黄芩10g,虎杖15g,云苓10g。前后以上方随症加减,服至35剂,目黄身黄已退,小便转清,余症亦退,舌质红,苔尚黄腻,脉滑。复查肝功能基本正常。转进清化解毒之剂(白花蛇舌草15g,蚤休15g,石见穿15g,夏枯草15g,白英15g,龙葵15g,土茯苓15g,猪苓15g),以清余邪。

按:茵陈蒿汤为治湿热黄疸之经典名方。仲景云:"阳明病……瘀热在里,身必发黄。"予受其启迪,每与清热解毒、活血祛瘀之虎杖或赤芍等味同用,治疗肝炎、高胆红素血症,证属湿热瘀结肝胆,热邪偏盛者,其效尤佳。

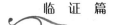

2. 慢性乙型肝炎(肝失疏泄,脾土壅滞)

张某,男,30岁。1992年1月7日初诊,患腹胀便溏近2月,有"乙肝"病史。近在某医院被诊为"慢性乙型肝炎",用葡醛内酯、多酶片等治疗,未效。诊见:脘腹膜胀,纳谷不香,大便溏,日行2~3次,胁肋胀痛,面色萎黄,精神不振,肢倦乏力。舌质淡红,苔薄黄、滑腻,脉弦滑少神。辨证为肝失疏泄,脾土壅滞。治以疏肝健脾。用柴芍六君子汤加减:春柴胡6g,白芍10g,党参10g,炒苍白术各10g,茯苓10g,炙甘草3g,陈皮8g,鸡内金6g(杵),焦楂曲各15g,川朴8g,砂仁6g(后下),黄郁金15g,金钱草30g,生姜2片,红枣7枚(破)。10剂。

1月16日二诊:腹胀大减,纳谷渐香,大便较成形,日1~2次,精神亦较好,脉转有神,腻苔已退。后以上方进退,服至25剂,腹胀胁痛均除,纳谷香,大便成形,日解1次,精神转佳。

按:本案肝失疏泄,脾土壅滞,清不升而便溏,浊不降而膜胀,肝失疏泄而胁痛,脾失散精而肢倦。故方以柴芍六君子汤加减,遂其肝木条达之性,木得达则能疏土,土得疏则不壅滞,而脾胃健运有权。肝脾得调,则便溏、膜胀、胁痛、神疲诸症自除。

3. 慢性乙型肝炎(肝血不足,湿热留连)

李某,男,43岁。患乙型肝炎年余,肝功能反复波动,曾用联苯双酯、护肝片等治疗,效果欠理想,而来商治。症见胁肋隐痛,小劳后则感痛显,时有胀感,口苦,纳谷不香,头昏,乏力,面色无华,面颈部现红丝赤缕,舌质淡暗,苔黄薄腻,脉象细而弦滑。肝功能检查:总胆红素51mmol/L,麝香草酚浊度试验6.8M,谷丙转氨酶>200M,碱性磷酸酶正常,白球比4.7/3.4。乙肝检测:HBsAg(+),HBeAg(+),抗HBs(-),抗HBe(-)。B超示:肝区光点密集,脾稍大,脂肪肝(轻度)。揆度病机,证由湿热疫毒,蕴结肝经血分,日久阴血亦伤,而致正虚邪实。拟养血清肝为治。用当归贝母苦参丸加味:当归15g,赤白芍各6g,苦参、丹参各12g,象贝母、丹皮各10g,石见穿、虎杖、炙鳖甲(杵,先煎)各15g,炮山甲(杵,先煎)8g。前后以本方随证加减,服至60余剂,胁肋疼痛已除,肝功能恢复正常,复查HBsAg(弱阳性),抗HBe(+),余均(-)。复以本方合一贯煎加减化裁,改作膏剂调理半年,以巩固疗效。观察2年,健康状况稳定,并能从事农业生产劳动。

按:当归贝母苦参丸方中当归养血柔肝,能改善肝细胞营养;苦参清热燥湿,能降酶降浊;贝母清化热痰,能调整脂质代谢;对于慢性肝炎辨证为肝血不足,湿热留连兼痰热者多用之。

4. 乙型肝炎低热(阴虚内热)

张某,女,37岁。患慢性乙型肝炎,肝功能反复异常10余年,并有颈部带状疱疹后遗神经痛史。近因低热不退,以午后为显1月余。曾在某医院做有关辅助检查,肝功能异常(谷丙转氨酶47U/L,谷草转氨酶81U/L,谷氨酰转移酶183U/L,总蛋白83g/L,白蛋白36g/L,球蛋白47g/L,白球比0.8)。乙肝五项检测示"大三阳"(HBsAg、HBeAg、HBcAb 阳性),B超示:肝区光点密集外,余无异常发现。诊断为"慢性乙型肝炎"。以服用西药无效而就诊。刻诊:低热(体温37.8℃)不退,每以午后为显,手足心热,神疲汗出,口干,咽喉干燥,胁肋隐痛,夜眠差,多梦,头昏目眩,牙龈出血,目眶鳘黑,形体偏瘦。舌质红,苔少,脉细数。证属肝病久延,阴虚内热。治以养阴清热。方用青蒿鳘甲汤加味:青蒿10g(后下),鳘甲15g(杵,先煎),细生地15g,知母10g,丹皮6g,白薇15g,胡黄连6g,功劳叶15g。服5剂,低热果退。再进5剂而诸症咸安。

按:《内经》谓"阳虚则外寒,阴虚则内热",本案患者"乙肝"病久,湿热疫毒羁留,而以热邪偏胜,致肝阴受损,阴虚则生内热,低热由是而生,而症见午后低热诸症。故方用青蒿鳘甲汤加味,养肝阴,清虚热,竟获效机。若徒以苦寒之药清热,则苦寒化燥伤阴反助其热矣。

5."乙肝"多发性疖肿(湿热毒邪浸淫肌肤)

孙某,女,30岁。1992年1月4日初诊。患乙型肝炎2年余,臀部反复发作疖肿4月。刻诊:臀部小疖肿满布,红肿热痛,此伏彼起,且见胁肋隐痛,纳谷不馨,夜眠不安,口干欲饮,舌苔薄黄,质暗红,脉弦数。证由湿热疫毒,留恋肝经血分,热毒浸淫肌肤所致。治以清热解毒,消散疖肿,合以清肝柔肝之品,以顾其本。方用五味消毒饮加减。处方:紫黄地丁各30g,天葵子15g(杵),金银花30g,炙甘草6g,白英30g,半枝莲30g,白花蛇舌草30g,夏枯草15g,生地黄15g,女贞子15g(杵),当归10g,白芍10g。6剂。

1月21日复诊:臀部疖肿已基本消除。胁痛明显减轻,纳谷亦香,夜眠转佳。守法继进。原方去生地、当归,加丹沙参各15g,续服15剂。胁痛止,眠好纳香,疖肿全除,未再发生。

按：疖肿多由湿热毒邪浸淫肌肤所致。本案疖肿得之于"乙肝"病迁延日久，湿热疫毒留恋肝经血分，瘀热阻络，肝阴亦伤。除疖肿红肿热痛外，尚见胁肋隐痛，眠差、口干、舌质暗红等症象，故方用五味消毒饮加减，清热解毒，清肝柔肝。消除疖肿与治"乙肝"，标本兼顾，始能更贴合病情，取得好的效果。

6. "乙肝"痤疮（湿热毒邪，蕴结血分）

方某，男，18岁，学生。2002年7月26日初诊。患者发现乙肝"大三阳"3年，面部痤疮及肝功能轻度异常1年余。刻诊：颜面痤疮，尤以鼻部周围为甚，丘疹色红，形如粟米，压之有米黄色脂液，并见有黑色脂液粉刺，其顶部并夹有小脓疱，疼痛，伴有灼热感，脓疱此起彼伏，反复不断。除胁肋时感不适及脘部偶觉饱胀外，余无他苦。舌苔黄薄腻，质红，脉象滑数。

近查肝功能：谷丙转氨酶68IU/L、谷草转氨酶48IU/L，余无异常。乙肝检测：HBsAg(+)，HBeAg(+)，HBcAb(+)。B超示：肝区光点密集，肝脏轻肿。

辨证为湿热毒邪，蕴结血分。治以清利解毒，凉血散瘀。用五味消毒饮加味。

处方：金银花20g，蒲公英30g，紫花地丁20g，野菊花15g，天葵15g，炙甘草6g，垂盆草30g，田基黄15g，猪苓15g，山豆根15g，黄芩15g，丹皮参各15g，水牛角颗粒剂30g(2次冲)。10剂。

8月8日复诊：服方后面部痤疮明显减少，灼痛显减，其顶部的脓疱基本消失。继于前方加太子参、北沙参各15g，再进20剂，痤疮及脓疱得以全部消失。后以原方15剂制成丸剂，每服6g，一日3次，以巩固疗效。后于2003年6月，复查肝功能2次均正常，并查乙肝五项，"大三阳"均转阴。

按：本案"乙肝"痤疮，与寻常痤疮不同，乃由湿热毒邪，蕴结血分，从孙络而外发皮毛所致。故方以五味消毒饮加减，以清热利湿解毒，凉血散瘀。不仅使痤疮获愈，"大三阳"亦获意外转阴之效。可见五味消毒饮在治疗"乙肝"湿热毒邪中之重要价值。

六、慢性支气管炎从痰饮论治

慢性支气管炎可由急性支气管炎迁延而成，也与大气污染、粉尘、吸烟与过敏等因素有关。主要表现为咳嗽、咳痰，部分患者伴有气喘(称喘息性支气管炎)，属于中医学的"咳嗽""喘证"范畴。"痰饮""咳嗽"，在《金匮要略》并为一篇,而后世医学始分为二。慢性支气管炎之咳嗽与痰饮关系最为密切,痰饮阻肺是其发病机制。本病病位首先在肺,继而影响脾肾,后期病及于心。临床所见,慢性支气管炎反复感染、发作,可引起肺气肿,甚至发展为肺源性心脏病。

慢性支气管炎急性发作,多因寒饮内伏,感寒而发,治疗宜温散痰饮,所谓"病痰饮者,当以温药和之"。此病往往经年累月,痰嗽不已,郁而化热,亦为临床常见。痰之生也,其由非一,其为治也,药亦不同。案例 1 证属内有痰饮、外感寒邪,用射干麻黄汤,案例 2 证属痰郁化热,肺失宣肃,用当归贝母苦参丸,两者同是外邪引动痰饮,亦当辨别寒热而施治,这就是辨证论治的特点。

咳嗽的产生与气管、肺有直接的关系,但其发生和发展与脾肾亦相互影响,咳喘日久,病由肺及脾肾,致肺脾肾俱亏,应补肺以固表,健脾以化痰,温肾以纳气,三脏同治,以固其本。案例 3 用阳和汤温补肾督,化痰宣肺,实为增强体质、蠲除痰咳宿疾治本之法,亦印证了《素问·咳论》"五脏六腑皆令人咳,非独肺也"的说法。

[验案实录]

1. 慢性支气管炎(寒饮内停,肺失肃降)

患者陈某,女,53 岁。患慢性支气管炎已 8 年,发则咳嗽哮喘,昼夜不休,颇为痛苦。今冬数因感寒复发,咳嗽哮喘,喉中痰鸣如水鸡声,咯出痰沫稀薄,入暮加剧,不能平卧,形寒不发热,目胞微见浮肿,胸脯满闷,舌苔白滑,脉象浮紧而滑。此次发作已十余日,曾用二陈、三子等方,咳痰量虽减,但哮喘等症依然。辨证为寒饮内停,肺失肃降,属寒饮咳喘症。用射干麻黄汤三剂后,喘咳缓解,痰量减少,再守原方增损,又三剂,喘咳等症基本控制。

按:射干麻黄汤证病机为内有停饮,外感寒邪,属于寒饮咳喘证。因寒饮射肺,肺失肃降,故咳嗽上气,加之痰随气逆,阻滞气道,故喉中痰鸣如水鸡声。本案病机悉与此同,故用射干麻黄汤温肺逐饮,化痰降逆而效。

2. 慢性支气管炎(痰热蕴肺,肺气上逆)

沈某,罹慢性支气管炎疾患 3 年余,每于秋后感冒时辄发。此次复作咳嗽,病经旬余。曾用先锋霉素、磷酸苯丙哌林片等治疗,效果不显。症见咳嗽上气,咳痰不利,痰色黄而稠黏,入暮咳嗽尤甚,不能平卧,口干思饮,舌苔黄腻,质淡红,脉弦滑。X线胸部透视示:两肺纹理增粗,余(-)。辨证为痰热蕴肺,肺失宣肃。拟清气化痰、宣肃肺金为治。用当归贝母苦参丸加味:当归、象贝母、苦参各15g,瓜蒌皮、杏仁、炒牛蒡子、桔梗、白前、佛耳草、南北沙参各15g。续进5剂,调治旬日而安。

按:当归贝母苦参丸方中当归善治"咳逆上气"(《本经》),贝母清化热痰,苦参能清热解毒,可用于慢性支气管炎证属痰热蕴肺、肺气上逆者。

3. 慢性支气管炎伴肺气肿(肾督阳虚,痰浊阻肺)

吴某,男,60岁,农民,2011年1月4日初诊。患咳嗽发作1月余,以清晨时为甚而就诊。患者素体羸瘦,以躬耕为生,常劳形于田野。屡受风寒外邪,致罹咳嗽宿疾,延经十载有奇,每于冬季严寒时辄加重发作。1月前因劳累过度、起居不慎,致咳嗽宿疾举发。曾在当地医疗机构就诊,服用一般消炎及止咳西药(具体药名不详)未应,而来求治。刻诊:咳嗽频作,以清晨为甚,痰多、色白而稀、有泡沫,较易咳出,形寒而以背部畏寒为甚,得温则舒,腰脊酸痛,面色萎黄,目胞浮肿,口中和,舌质淡暗,苔白,脉象弦大而滑。胸部X片示:胸廓呈桶状,两中下肺透亮度增高,纹理增粗,心影垂位,两膈面光整,肋膈角锐利。心电图无明显异常,血常规正常,拟诊断为"慢性支气管炎、肺气肿"。辨证属肾督阳虚、痰浊阻肺,治以温补肾督、化痰宣肺。方用阳和汤加味:熟地黄30g,鹿角胶15g(烊化),炮姜炭3g,肉桂2g(后下),人参10g(切片),炙麻黄3g,白芥子6g(杵),炙甘草6g,杏仁10g,薄橘红10g,款冬花10g,紫菀10g,生姜3片,红枣7枚(破)。4剂。

2011年1月9日复诊:咳嗽显减,背寒、腰痛亦好转。惟觉口中淡而无味,目胞尚有浮肿,继以原方加茯苓15g,续进8剂。2011年1月16日三诊:咳嗽大减,背恶寒已除,目胞尚有微度浮肿,舌苔白,质淡暗较前稍荣活,脉弦滑。原方不更续进12剂,咳嗽、背寒诸症咸安。后遂以岳美中老中医创制之固本丸(黄芪、党参、白术、防风、茯苓、陈皮、半夏、补骨脂、紫河车、甘草等)巩固疗效。

按:督脉行身之背,为阳脉之海。肾为水火之脏,内寄真阴真阳。肺为清虚之脏,位居胸背阳位,为阳中之阴脏,有赖肾督阳气温煦,始克有宣发肃降之权。今患者先天不足,后天失养,肾督之阳虚馁于内,风寒之邪屡犯于外,由之肺失宣降之职,是以上气咳嗽频作,咳甚则气息喘促。肺之津液无以布化,反凝聚而成浊痰,阻于肺脏,发为咳嗽。诚如清代林珮琴所谓"水冷金寒故嗽",

明代张景岳曾谓:"平旦者,阴阳之交也。"平旦为人体阳气之始。今肾督之阳既虚,则阳气欲长而难长,阴气当消而难消,故平旦咳嗽为甚。腰脊疼痛,背寒,显系肾督阳虚之征。舌苔白,质淡暗,脉弦大而滑,又为阳虚寒盛、浊痰阻肺之象。审证察机,探求标本,是以肾督阳虚为本,痰浊阻肺为标,故方用阳和汤加人参,以温补肾督之阳气。其中麻黄与白芥子同用,又有宣肺祛痰之效。以久咳伤肺,故又合以杏橘款菀,以增强其宣肺化痰止咳之功。姜枣以调和营卫。咳喘、背寒诸症好转后,转用岳老治顽固性慢性支气管炎经年不愈之固本丸,理肺健脾补肾、益气固表,以御外邪;化痰止咳,以蠲痰浊。本方实为增强体质、蠲除痰咳宿疾治本之法,经验上对慢性支气管炎抗复发,辄收良效。

七、高血压病不独肝阳上亢

高血压是指体循环动脉血压升高,分为原发性和继发性两种,前者称为高血压病,属于中医学"头痛""眩晕"等范畴,并与"心悸""胸痹""中风"等有关。发病原因为机体阴阳平衡失调,诱因为长期精神紧张、忧思恼怒或过嗜烟酒辛辣肥厚。临床上有虚有实,虚者有肝肾阴虚、阴阳两虚;实者有痰浊、瘀血、气滞、肝阳。在疾病的演变过程中,阴阳虚实可因阶段不同而发生变化,病情复杂,迁延难愈。运用中西医结合治疗高血压病,可发挥中医药有效降压、改善症状等优势,同时能减轻西药的不良反应。高血压治疗的主要目的是降低动脉血压至理想值,减轻高血压对心、脑、肾等靶器官的损害,最大限度地降低心血管病的死亡率和病残率。治疗难点在于提高中医药降压的疗效,发挥中医药保护靶器官的作用。

案例中,羚角钩藤汤镇肝息风为主,治疗肝阳上亢型原发性高血压,尤其是收缩期高血压,不仅降压效果显著、稳定,能改善高血压引起的头晕、耳鸣等症状,而且无明显不良反应。

龙胆泻肝丸(去柴胡)苦寒直折肝火,对于高血压患者,既有肝火上炎,头脑涨痛等脑部充血诸症,又有大便秘结者,用之每多应手。

杞菊地黄汤治疗高血压引起的眩晕、耳鸣,辨证属肝肾阴虚于下,风阳亢张于上,下虚上实者,实为"治病求本"之法。

高血压脑病病机为阴阳失调,气血逆乱,上犯于脑。自拟菖蒌承气汤(九节菖蒲、远志、瓜蒌、大黄、枳实、玄明粉、薄橘红、黄郁金、生石蟹、川牛膝)化痰通腑,作用机制在于通腑泄热醒脑,可以改善新陈代谢,排除毒素,降低机体应激状态,降低颅内压,减轻脑水肿,改善脑循环。

黄连阿胶汤治疗高血压病属肾阴亏虚、心肝火旺者,能滋其肝肾之阴液,制其肝心之亢阳,从而降低血压,改善头昏、耳鸣、心悸、失眠等症状。

高血压病影响心脏,辨证属肝胃虚寒,寒饮上逆,阴邪上干阳位,致胸阳失展,心气不振,选用吴茱萸汤益气复脉,化饮降逆,可改善胸闷、心悸等症状,纠正冠脉缺血、心律失常。

高血压病证属虚实夹杂,多见肝肾阴虚,肝阳上亢、肝火上炎、肝风上扰,养阴平肝息风为常法;见阴虚火旺并重,或肝胃虚寒、浊阴上逆而治,为变法。

[验案实录]

1. 高血压病、梅尼埃病(风火夹痰,上扰清窍)

张某,男,42 岁。1986 年 4 月 5 日初诊,患者平素性情暴躁,近因情志郁怒,致眩晕耳鸣。始则耳内轰鸣,阵发加重,闻声不清,继则头晕目眩,觉周围景物及自身转动,眼前昏花,甚则感天旋地转,头昏欲倒,不敢行立。即闭目卧床,仍感自身转动。晕甚则恶心,呕吐痰涎苦水,烦躁易怒。如是者 5 日。曾经某医院诊治,诊断为高血压病、梅尼埃病。服用镇静药及降压药,疗效不显。始来商治于予。患者颇苦于眩晕,口苦咽干,便秘溲赤。诊其脉弦劲有力,视其舌苔黄薄腻而质红,形体苍瘦。测血压 168/96mmHg。治以平肝息风潜阳,佐以清肝火、化痰热。方用羚角钩藤汤加减:羚羊角粉 2g(分 2 次冲服),钩藤 15g(后下),夏枯草 15g,桑叶 10g,菊花 10g,白蒺藜 10g,白芍 10g,黄芩 10g,栀子 10g,生代赭石 25g(杵),生石决明 25g(杵)(二味先煎),竹茹 10g,枳实 10g,川贝母 6g,瓜蒌皮 15g,玄明粉 10g(冲服)。3 剂。二诊:服上方 3 剂后,眩晕渐平,大便亦通畅,脉劲意较减,舌苔薄黄亦退。遂减去玄明粉、栀、芩等味。续进 3 剂,眩晕已平,已能下床活动,继以杞菊地黄丸善后调理。观察半年,眩晕未见复发。

按:本案致病之由,为郁怒伤肝,肝用太过,风阳化火,炼津为痰,风火夹痰,上扰清窍,而为眩晕。其眩晕、耳鸣、烦躁、易怒、脉弦劲,为风阳上亢之象;呕吐痰涎苦水、便秘溲赤、舌苔黄薄而腻质红,为兼夹痰火之征。故以镇厥阴,清肝火,兼泻阳明为治。其中镇肝息风则是治法的主要方面,即叶天士所谓"息风可缓晕"之意。方中用羚角、钩藤、夏枯草、白蒺藜、石决明、赭石等,以平肝潜阳,清火息风;白芍以护肝阴;竹茹、枳实、蒌、贝以清化热痰;玄明粉兼泻阳明里实,朱丹溪所谓"阳明土气一通,厥阴风木自平"。风阳得平,痰火得清,则眩晕诸症,自可霍然。

2. 高血压病(肝火亢盛,风阳上扰)

董某,男,46岁。有高血压病史。近5日来头痛剧烈,脑涨,自疑脑肿瘤,头晕欲吐,目眩,两目作胀,两耳轰鸣,性情急躁易怒,面赤烘热,夜眠不安,两手发麻,口苦而干,大便燥结,舌边尖红,苔薄黄,脉弦数有力。血压210/110mmHg。辨证为肝火亢盛,风阳上扰。非苦寒直折不能制其肝火方张之势;非平肝息风不能镇其上亢之风阳。用龙胆泻肝汤加减。方疏:龙胆草6g,生栀子、黄芩各10g,生地15g,车前子10g,夏枯草15g,生大黄6g,石决明、生牡蛎各25g(上两味杵,先煎),川牛膝15g,羚羊角粉2g(2次冲服)。连服3剂,头痛脑涨诸症均平,血压下降至160/90mmHg。继以平肝潜阳为治,以巩固疗效。

按:本案高血压病,证由肝阳上亢,化火生风,直扰颠顶,而见头痛剧烈、耳轰鸣、目赤作胀等症。故方用龙胆泻肝汤,苦寒直折肝火(去柴胡虑其升发);加夏枯草、石决明、牡蛎、牛膝、羚羊角,以加强其平肝潜阳、息风降压的作用;大黄苦寒泄火,又能导血下行,减轻脑部充血的症状,实属"釜底抽薪"之法。对于高血压患者,既有肝火上炎、头脑涨痛等脑部充血诸症,又有大便秘结者,用之每多应手。

3. 高血压病眩晕(肝肾阴虚,风阳上亢)

张某,女,48岁。1988年6月10日初诊。患眩晕反复发作近3年,1年前曾在沪某医院检查,诊断为高血压病、梅尼埃病。年轻时曾产四胎,既往有血崩病史。近年来眩晕发作较频,1~2月或3月即发作一次。每于劳累后发作,须卧床数日方缓解。发则呈阵发性眩晕,头昏目眩,感觉周围景物动摇,耳鸣如蝉声,攸攸不绝,右耳失聪,目涩,视物不清,腰痛绵绵,俯仰活动后,则疼痛加剧,足膝无力,肢麻,手足震颤,舌质红,苔少,脉弦而数。血压160/96mmHg。

辨证:肝肾阴虚,风阳上亢。治以滋养肝阴,平肝息风。方用杞菊地黄汤加味。

处方:枸杞子15g,菊花10g,生地黄15g,山药15g,山萸肉10g,茯苓10g,白芍10g,女贞子15g,龟板胶15g,鳖甲胶15g(二味烊化,2次服),生牡蛎30g

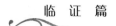

(杵,先煎),珍珠母 30g(杵,先煎)。5 剂。

6 月 16 日复诊:眩晕已减轻,惟右耳失聪依然。复以原方减去菊花、女贞子,加入煅磁石 15g(杵,先煎),怀牛膝 15g。续进 5 剂,眩晕即平。后以杞菊地黄丸善后调理。

按:本案为肝肾阴虚于下,风阳亢张于上,下虚上实之眩晕症。叶天士曾谓"夫阳动莫制,皆脏阴少藏……法当介以潜之,酸以收之,味厚以填之",故治以滋养肝肾之阴,滋水涵木,镇潜风阳,风阳得潜,则龙归窟宅;下虚得补,则上实可平。眩晕诸症,自可得瘳。于此亦可明"治病求本"的重要意义。

4. 高血压(阴虚火旺)

邵某,男,56 岁。宿患高血压,近 1 月来,常感头痛且涨,眩晕,耳鸣如轰,目胀而痛,心悸、心烦,急躁易怒,夜不安眠,寐则梦境纷纭,尤多噩梦,口干、口苦,大便偏干,数日一行,小便色黄。舌质红苔薄黄,脉弦硬而数。

测血压 180/105mmHg。眼底检查:动脉硬化Ⅱ级。心电图示:左心室肥厚。血脂分析示:胆固醇偏高。曾用西药复方降压片等治疗,血压虽有所下降,但上述症状未能得到解除。

患者年逾半百,肾水本亏,加之起居将息失宜,经营谋虑,尤多郁怒,心肝之火内燔。当泻火补水,滋其肝肾之阴液,制其肝心之亢阳。用黄连阿胶汤加减。处方:黄连 5g,阿胶(烊化)、黄芩各 15g,白芍 12g,生地黄 15g,大黄 10g,生石蟹(杵,先煎)、炙地龙、川牛膝、夏枯草各 15g。

连尝 3 剂,头晕涨痛、耳鸣目胀等症明显减轻,心悸亦平。血压复查降至 160/95mmHg。复以原方去大黄,加败龟板 15g,生牡蛎 30g(均杵,先煎)。续服 7 剂,诸症若失,血压亦降至正常。后以杞菊地黄汤加减以善其后。

5. 高血压、冠心病(肝胃虚寒,寒饮上逆)

谢某,男,64 岁。体素丰腴,宿患高血压。数年来,常感心悸、胸闷。近因起居失慎,致心悸加重复发。症见心悸,胸满闷塞,恶心,呕吐清水涎沫,头昏眩晕,如乘舟车,难以行立,多寐,全身汗出较多而凉,面色黯淡无华,舌质黯淡不荣,舌体稍胖大,苔滑润,脉涩而结。血压 195/105mmHg。X 线胸部摄片示:心胸比例略大于 1:2。心电图示:左心室肥大,Ⅱ度房室传导阻滞。拟诊为高血压病Ⅱ期、冠心病、心律失常(Ⅱ度房室传导阻滞)。考之《金匮》云"呕而胸满者,吴茱萸汤主之"。推究病源,显系阴邪上干阳位。盖以胸为阳位,心为阳脏,饮为阴邪,肝胃虚寒,寒饮上逆,胸阳失展,故呕逆而胸满;心气不继,故心悸而脉涩结。拟益气复脉、化饮降逆为治。除继以常药降压片等治高血压外,方用吴茱萸6g,红参9g(另煎,兑服),炙甘草3g,陈皮、煅代赭石(杵,先煎)各9g,生姜18g。2剂。

服方后,呕吐止,胸闷较宽,脉涩结较前稍有好转,舌质黯淡依然。守法略事增损,合以桂枝红花汤以温通心络。原方红参量增至30g,并加桂枝6g,红花3g。续进3剂,呕吐未作,胸闷亦宽,脉转和缓,涩结已除。复查心电图示:冠状动脉供血不足。原方续进2剂。后以头目不清、脘痞纳差而进以苓桂术甘汤;汗出未止,夜眠差而多梦易惊,转以桂枝加龙骨牡蛎汤加红参,诸症向安,心电图复查,已转为窦性心律,电轴不偏。

按:临床应用吴茱萸汤降逆止呕,证属肝胃虚寒,浊饮上逆而致呕吐清涎或干呕吐涎沫者。

八、眩晕从瘀论治

自《内经》以降,下迄河间、丹溪、景岳诸前贤,论眩晕者,多主风、火、痰、虚之说。临床所见,因瘀致眩晕者,亦复不少:①眩晕多伴有头昏重感,甚或两耳时感屏气,头痛如锥刺,及肢体麻木,或兼见健忘等症。②望诊多见面色晦黯,甚或黧黑,眼眶周围黑晕,唇色暗红或紫,舌质暗淡或紫暗,或有瘀点、瘀斑;切脉多呈弦涩或细涩。③或有头部外伤病史。④久病入络,眩晕多为久病不愈,或反复发作,且经多种方法治疗少效或无效。

现将眩晕从瘀论治,略论于下。

(一) 文献溯源

考前贤对因瘀致眩晕,较少专题论述。元代朱丹溪只于眩晕切诊中述及,谓:"头眩……脉涩有死血。"明确提出瘀滞致眩晕者,始倡于明·杨仁斋《仁斋直指方》,其曰:"瘀滞不行,皆能眩晕。"同时代的汪机《医续》中始载养血活血方剂:"瘀血停蓄,上冲作逆,亦作眩晕,桃红四物。"到了清代,瘀血眩晕因证脉治渐趋成熟,如潘楫注释的《医灯续焰》对病机、证候颇多阐述:"眩晕者多属诸风……有因于死血者……血死则脉凝泣,脉凝则上注之力薄矣。薄则上虚而眩晕生焉。其脉左手必涩,涩为滞涩,征死血之不流利也;或兼见胁痛、善忘、目黄、便黑等症。又为枯涩,征血液之不充足也,谓之血虚眩晕亦可。"李用粹《证治汇补》重视脉诊鉴别:"肝脉溢大必眩。若风浮寒紧,湿细暑虚,痰弦而滑,瘀芤而涩,数大火邪,濡大虚极。"王清任在《医林改错》书中特"立通窍活血汤,治头面四肢周身血管血瘀之症"。唐宗海认为,瘀血攻心之头晕等症的治疗,应"急降其血,而保其心,用归芎失笑散加琥珀、朱砂、麝香治之;或归芎汤调血竭、乳香末,亦佳"(《血证论》)。眩晕瘀证虽属实证范畴,但致瘀之因有虚实之分,且瘀久又耗精血,形成虚实夹杂的复杂局面,这是眩晕反复发作、久延不已的重要因素。

(二) 疏调血气为要

眩晕瘀证的基本治则是活血化瘀。活血化瘀法具有调畅血行,疏通血络,祛除瘀滞的作用。临证应用本法,常须根据气血相关理论,结合致瘀的不同病因,分别配以补气、行气等法,意在"疏其气血,令其调达,而致和平"。兹将临床常见证治方法分述于下。

1. 益气活血

气虚血瘀证候特点是眩晕劳后加剧,伴心悸气短,神疲乏力,失眠多梦,易汗出,面色萎黄而晦黯不荣,唇甲暗淡,舌质淡暗或紫、苔薄,脉细涩。治宜益气活血,常用补阳还五汤加葛根、丹参等药。

[验案实录]

王某,男,54 岁。宿患心悸,近年来时感头昏目眩,甚至昏倒。曾在某医院做有关检查,拟诊为冠心病、脑供血不足、颈椎病。诊见头昏目眩,伴心悸、胸闷,甚则憋气,神疲少气,颈部活动不利,指麻,舌质暗淡,苔薄白,脉细涩、参伍不调。证由气虚运血无权,清阳不升,脑失所养。治宗"血实宜决之,气虚宜掣引之"明训,拟方益气升清,活血化瘀。处方:生黄芪、葛根各 30g,当归、川芎各10g,赤芍 12g,桃仁 10g,红花 6g,瓜蒌皮、枳实、丹参各 15g。5 剂。药后头昏目眩较前好转,心悸稍平,而脉尚细涩。守方继服,并加服岳美中老师验方人参三七散(红参 30g、参三七 15g,研粉,每次服 2g,1 日 2 次)。共服前方 45 剂,诸症明显好转。遂停汤剂,继服人参三七散,调治半年,精神转佳,眩晕未见复发。

2. 理气化瘀

始见情志抑郁或恼怒,胸胁胀痛,善叹息,继而头晕目眩,时轻时重,常伴头痛,如针刺感,或抽掣感,面色晦黯,多现黑晕,舌质暗红,苔薄白,脉弦涩。

证属气滞血瘀,治宜怡心疏肝,理气化瘀,常用血府逐瘀汤加味。

[验案实录]

韩某,女,32岁。1年前因精神刺激,郁郁寡欢,始觉周身晃动,站立不稳。继而觉周身景物旋转,反复发作。发时两耳偶感屏气,但无耳鸣,不呕不吐,面部时感有蛛丝缠绕,头部如带箍紧缩,伴心悸、健忘。经事尚调,量一般,色紫红夹瘀块。曾在某医院做脑血流图、心电图等检查,未见异常,拟为神经官能症。诊其脉弦细涩,舌苔薄白、质淡红、间有瘀斑。证由情志失调,气滞血瘀,清灵被阻,神失所用。予血府逐瘀汤加味。处方:柴胡6g,赤芍12g,枳壳10g,炙甘草6g,川芎、当归、生地、桃仁各10g,红花、桔梗各6g,川牛膝10g,珍珠母、磁石各15g(先煎),5剂。复诊时,眩晕较前好转,面部尚感蛛丝缠绕,头部亦仍有紧缩感,舌脉较前好转。原方去珍、磁,加百合30g,生地增至15g。续服5剂后,眩晕诸症渐平。后以原方进退,调治半月获安。嘱其远烦戒怒,怡悦心境,调神自养。随访半年,未见复发。

3. 调气活血

气逆血阻症见眩晕,甚有"幻视",常伴头昏胀,甚或头痛如刺,心烦意乱,面色红赤,舌质暗或有紫气、苔薄,脉弦涩或动而数。治宜调气活血,镇心安神,方选百合汤或桃红四物汤,加丹参、茯神、远志、京菖蒲、龙齿、珍珠母、磁石等品。

[验案实录]

蔡某,女,42岁。平素情怀不畅,患"梅核气"年余。1月前因被盗贼所惊,头晕目眩,时觉景物晃动,偶有"幻觉",伴头胀痛(以两侧太阳穴较显),甚则痛如锥刺,心悸,恶闻声响,舌苔薄白、质紫暗,脉弦。证由气血逆乱,瘀阻元神之府。治宜调气活血,安神定志。处方:百合30g,乌药、桃仁各10g,红花、川芎各6g,当归、茯神各10g,远志6g,生龙齿、珍珠母、磁石各15g(先煎)。先后以本方随症加减,并辅以精神开导,治疗旬余,诸症霍然。

4. 活血通络

外伤血瘀有头部外伤史。症见头晕,或胀或痛,视物昏花,或伴恶心呕吐,善忘,舌苔薄白,质暗,有紫斑,脉多细涩。治宜活血通络,常用通窍活血汤加参三七、丹参等,甚者加用水蛭等逐瘀之品。

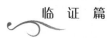
[验案实录]

潘某,男,37岁。1年前因起居不慎,外伤头部,流血甚多,经缝合后出血方止。1年来苦于头晕目眩,头痛,失眠多梦,记忆力差,精神恍惚。曾在某医院诊断为"脑外伤后综合征",服用脑乐静、桂利嗪等未效。查脑电图示:低波幅活动。血脂分析未见异常。脉诊细缓,舌质暗红。证由外伤脑部,瘀血阻络。处方:丹参30g,红花6g,三七粉3g(冲),茯神、骨碎补、续断、白菊花各12g,钩藤18g(后下),甘草3g,炙地龙10g,珍珠母30g(先煎),酸枣仁、青龙齿(先煎)各15g。5剂后,头晕目眩诸症明显好转,后以上方随症加减,续服35剂,诸症若失。随访年余,未见发作。

九、审机选方论治睡眠障碍

睡眠障碍是由于各种原因引起的人体睡眠和觉醒机制失常,从而造成以睡眠不足和睡眠过多为主要表现的一系列与睡眠和觉醒状态有关的疾病。前者称为失眠,后者称为嗜睡。常为难治之症。临证当细心诊察病情,分析病机,掌握其病理变化的关键所在,审机立法,从而进行选方用药。临证所见,失眠症之主导病机,多由营阴暗耗,虚热扰心所致。一般可用予之通治失眠方——宁心安神汤、养心安神胶囊(见本书附篇),养营清虚热而宁心安神。若病情复杂,则又当根据脉证,审其证候之病机而选方用药。其失眠症如为心肾失交,心神失安者,治当交通心肾,宁心安神,可选用交泰丸合半夏秫米汤;如为痰热上扰,而致心神失宁者,治当清化热痰,宁心安神,可选用黄连温胆汤;如为水亏火旺,心神失安者,当滋阴泻火,养心安神,可选用黄连阿胶汤加味。至若嗜睡,如为湿邪困阻,清阳失升而致者,则当燥湿化浊,升清醒神,选方可用太乙神术散合雷氏芳香化浊法。总之,治疗睡眠障碍,必须审察病机,选方用药精当,使方与机合,治得中鹄,始克获睡眠障碍得解之望。

[验案实录]

1. 失眠案例(阴虚热扰)

孙某,女,42岁,原某部门干部。2007年4月3日诊:患由工作失意,转商经营,谋虑过度,遂致夜眠失安,并逐渐加重,甚至通宵失眠,症延3月有奇。曾在某医院诊治,诊断为神经衰弱、睡眠障碍(失眠症)。每晚必须服用艾司唑仑等安眠药始能入睡。以虑其西药的副作用,而延予诊治。刻诊:患者苦于夜不能寐,入夜即精神紧张、焦虑,心烦不安,寝难成寐,寐亦多梦,且易惊醒,夜眠仅 1~3 小时,甚则彻夜不寐,头昏头痛,精神恍惚,记忆力差,纳谷时甘时差,口苦而干,尿黄而短。舌苔薄白,舌质红稍干,脉弦细数。证属营阴亏损,虚热扰神。治以滋阴清热,宁心安神。方用予之验方宁心安神汤。4 剂。同时配合服用养心安神胶囊。嘱其注意精神静养。服方 1 剂后即安然入睡,亦未做梦。患者心情甚为欣悦,乃继续守方服用。夜眠基本恢复如常,精神逐渐转佳。遂单用前养心安神胶囊剂,续服 1 月,以善其后。

按:患者谋虑过度,营阴暗耗,五志化火,虚热内扰,心神失藏。而见心烦失眠,精神恍惚,口干口苦,脉弦细数诸脉症。故方用宁心安神汤合养心安神胶囊,以滋养营阴、清热除烦、宁心安神。以方与病机相合,奏效益佳。临证经验:珍珠粉与西洋参、酸枣仁等配合,善能益气养阴、安神定惊,对心阴气虚、心神失安之神衰失眠症,每获良效。

2. 失眠症案(心肾失交)

李某,男,33 岁,某商场营业员。1996 年 8 月 22 日初诊:患入睡困难,心烦少眠月余。曾服用地西泮、养血安神糖浆等药,效不理想。刻诊:每晚临睡前精神辄易兴奋,心烦,入睡困难,寐少易醒,且多梦,夜眠 1 小时许,甚则通宵不寐,头昏、心悸、精力差,颇以为苦。舌质淡红,苔薄黄,脉大少神。辨证为心肾失交,心神失安。治以交通心肾,养心安神。方用交泰丸合半夏秫米汤加味:黄连 6g,肉桂(杵)1g,法半夏 10g,茯神 15g,炒酸枣仁 30g(杵,先煎),夜交藤 30g,秫米 15g。甘澜水煎服,3 剂。8 月 25 日二诊:服方后睡眠转佳,夜眠能达 7~8 小时。复以原方 5 剂巩固。

按:心主火,肾主水,心火下降,肾水上升,水火既济,心肾相交,夜眠始能正常。今心火偏亢,而不能下交于肾,心肾失交,水火失济,则心烦而难以入眠。故方用黄连合肉桂,取交泰丸之法。黄连清心火,制心阳之偏亢;少许肉桂导心火下交于肾,使心肾相交,水火既济,则心烦、不寐之症可愈。其所谓"交泰"者,盖本《易经》"天地交则泰,不交则否",即阴阳上下交媾则泰之意。临证经验,肉桂与黄连配伍,在辨证的前提下应用,有良好的诱导镇静、催眠作用。半夏合秫米煎以甘澜水,为《内经》治"目不瞑"之经典方,称饮之有"其卧立至"之效。茯神、酸枣仁、夜交藤,善能养心安神,遣于本证颇为合契,是以获效益佳。

3. 失眠症案(痰热扰心)

韩某,男,22 岁,某大学学生,1995 年 8 月 16 日初诊:因情志怫郁,致罹夜眠困难,延经三载。曾服用中西药治疗,效不理想。刻诊:夜难安寐,心烦不安,寝后3~6小时方能入寐,寐则梦境纷纭,时惊易寤,精神不振,不耐运思,纳谷欠甘,口干而苦,不欲多饮。舌苔黄薄腻,质红,脉滑数。辨证审机,证属痰热上扰,心神失宁。治以清化热痰,宁心安神。期其痰清心宁,方克奏功。方用黄连温胆汤加味:川黄连3g,炒酸枣仁15g(杵,先煎),法半夏10g,陈皮10g,茯神15g,炙甘草4g,竹茹10g,炒枳实10g,炙远志6g,夜交藤15g,合欢花10g,生龙齿15g(杵,先煎),珍珠母30g(杵,先煎)。8剂。8月24日复诊:服方尚合机宜,心烦较减,夜寐较前有所好转,寝后30分钟即能入寐,夜梦亦少。脉象转和缓,舌苔薄黄,质红。原方加太子参15g,丹沙参各15g。再进8剂,夜眠逐渐好转,几近往常,精神亦渐好。后以原方随症略事加减,续服旬余,并嘱其调养将息,以巩固疗效。

按:本案失眠三载,久治未效,可称顽疾。症见心烦失眠,多梦易惊,而苔黄薄腻,脉象滑数,显属痰热上扰,心神失宁之象。细绎病机,盖由患者情志怫郁,肝胆郁热夹痰,上扰心神所致。论其治法,当以清化热痰为第一要义。盖以痰热不去,则心神难安,而失眠难愈。故其治方师法岳美中老师,而以黄连温胆汤清化热痰为主。然而,心神既为痰热上扰而不安,又当配以炒枣仁,并将茯苓易以茯神(予习称之为"黄连酸枣温胆汤"),合以远志、夜交藤、合欢花,以宁心安神。以其寐中多梦而易惊,故又加生龙齿、珍珠母等重镇之品,以安神定惊。如是,则痰热得清,心神得安,而心烦、失眠之症可获瘳矣。又,本案心烦、失眠好转后,复于方中加用太子参、北沙参、丹参,三参合用,益气养阴、养心安神,俾其滋而不腻,补而不滞,以复其心为痰热所扰既伤之气阴,令神有所藏,实为善后治本之图。

4. 失眠症案(水亏火旺)

张某,女,42岁,农民。2006年11月29日初诊:患者形体偏瘦,加之烦劳郁怒,致罹失眠症2年余,近半年来又复罹瘿气之疾。近因夜眠严重困难,并伴心悸、消瘦、多汗、烦躁等症,而入某医院就诊。诊断为:睡眠障碍(失眠症)、甲状腺功能亢进。经用丙硫氧嘧啶片、盐酸普萘洛尔片等治疗,心悸、多汗、手颤、多食易饥等症虽有好转,但夜间失眠依然。服用酸枣仁汤1周,亦未获显效。刻下患者苦于夜眠困难,入夜则心中烦乱,辗转反侧,难以成寐。即使入睡,亦仅1~2小时,且多梦易惊,甚则通宵不眠,精神差,手足心热,夜间尤甚,心悸,消瘦,性情急躁易怒,口干咽燥。舌苔薄白微黄,舌质暗红,舌中心及舌尖少苔,有纵裂纹,质红如涂朱,脉弦细数。辨证为阴虚火旺,心神失安。治以滋阴泻火,养心安神。方用黄连阿胶汤加味:黄连5g,阿胶20g(烊化),鸡子黄1枚,黄芩6g,白芍12g,太子参15g,炒酸枣仁15g(杵,先煎),龙齿15g(杵,先煎),生牡蛎30g(杵,先煎),珍珠母30g(杵,先煎),茯神15g,夜交藤15g。8剂。12月7日复诊:服方后睡眠逐渐好转,夜眠已能达6小时以上,亦无惊梦,手足心热渐退,心悸、烦躁、易怒亦平。守法不更,原方续进8剂。夜眠基本恢复如常,低热退清,精神转佳。

按:本案患者形体消瘦,"瘦人多郁火","年四十而阴气自半",阴气本亏,烦劳郁怒,致生失眠、瘿气之疾。综观其心中烦、不得卧诸脉症,审证察机,显系肾中真阴不足,心肝之火过亢,心神被扰,神失安藏所致。故方用黄连阿胶汤,一以补肾经不足之阴,一以泻心肝过亢之火。加太子参、茯神、酸枣仁、夜交藤、珍珠母、龙齿、牡蛎等味,意在加强其养心安神、重镇定惊之功效。如是,肾阴得滋,心肝之火得清,则心神自安其室而能酣然入睡乡矣。又酸枣仁汤,虽有养阴血安神除烦之功,然其滋阴泻火之力较之黄连阿胶汤尚有不足,故始用之乏效。

5. 嗜睡症案(湿胜嗜睡)

韩某,男,38岁,农民。1976年6月28日初诊:患者昼夜嗜眠,延经半月有奇。曾在某医院诊治,服用多种中西药未见明显效果。既往近3年来,每逢夏令梅雨季节,即感全身困重,而有嗜眠类似病史,且甚缠绵。刻诊:患者感头昏而重,如裹如蒙,终日昏昏嗜睡,呼之则醒,移时复睡,甚则作鼾声,肢体困重,胸闷脘痞,腹满作胀,纳谷不香,大便偏溏,小溲黄而短少,口中黏,不思饮水。舌苔白,中根厚腻,质淡暗,脉濡而缓。参合脉症,辨证审机,证由湿邪困阻,清阳失升。治以燥湿化浊,升清醒神。方用太无神术散合雷氏芳香化浊法加味:藿香10g,九节菖蒲10g,厚朴8g,苍术10g,陈皮8g,炙甘草6g,佩兰10g,法半夏10g,大腹皮10g,草果6g(后下),炙远志6g,黄郁金10g,杏苡仁各10g,白蔻仁8g(后下),新荷叶1角。5剂。7月30日复诊:服方后自觉全身较爽,头目昏重渐感减轻,昏昏欲睡状况较前有所好转,脘腹痞满稍宽,大便尚溏,舌苔根部厚腻亦减。遂守原法,方药随症略作增损,续治旬余,嗜眠诸症获愈。

按:吾邮位处东南,地卑多湿,加之患者勤耕绿野,涉水冒雨,外感湿邪,且素嗜肥甘、烟酒,湿邪内生,内湿外湿合邪,困于脾胃,阻遏气机,清阳当升失升,浊阴当降不降,清阳被阻,无以上养,致元神之府失精灵之权,而为头目昏重、困倦嗜睡之候。即清·林珮琴《类证治裁》所谓"身重脉缓,嗜寐,湿胜也"。故方以太无神术散(苍术、厚朴、陈皮、甘草、菖蒲、藿香、生姜、大枣)合清·雷少逸《时病论》芳香化浊法(藿香、佩兰、陈皮、制半夏、大腹皮、厚朴、荷叶)燥湿健脾,升清化浊,宣窍醒神。益以草果,以助二方燥湿化浊之效;合以三仁(杏仁、蔻仁、苡仁),以加强其宣气化湿之功;佐以郁金、远志,以增强其宣窍醒神之力。如是则湿去浊化,清升神醒,则湿胜嗜睡之症自当消矣。

十、三叉神经痛从风热上干阳明少阳论治

三叉神经痛,表现为阵发性电击样剧烈疼痛,位于一侧的三叉神经一支或多支分布区范围内,历时数秒钟或数分钟,间歇期无症状,疼痛常反复发作,可由于口腔或颜面的任何刺激引起,以中老年女性为多见。本病是根据疼痛发生的神经解剖部位而定名的,在中医学中则隶属于偏头痛、偏头风范围内。

本病的头面部疼痛,与足阳明胃经、足少阳胆经经脉循行部位关系至为密切,考《灵枢》云:"胃足阳明之脉,起于鼻之交頞中……循鼻外,入上齿中,还出挟口环唇,下交承浆,却循颐后下廉,出大迎,循颊车,上耳前,过客主人,循发际,至额颅。""胆足少阳之脉,起于目锐眦,上抵头角,下耳后……其支者,从耳后入耳中,出走耳前,至目锐眦后;其支者,别锐眦,下大迎……抵于頔,下加颊车……是主骨所生病者,头痛颔痛,目锐眦痛。"且肝与胆经脉互为表里,是以肝经风火,每挟持胆经火邪上攻。

本病病机,常由外受风热之邪,犯于少阳、阳明经脉,或肝胆风火,胃经火邪,上窜少阳、阳明经脉,邪气阻塞经脉,正气与邪气搏击,邪聚则脉满,络脉不通则卒然而痛。若邪气稽留则脉亦满,风火之邪煎灼津液则为痰,邪阻络脉,血滞不行,则留而为疾。风火邪气夹痰瘀阻滞经络,则络脉气血逆乱,而疼痛反复发作。故久痛,又常兼夹痰瘀风火之邪,其性急而动,故其痛倏然发作,为骤痛骤止,痛如火灼,以邪气壅闭经络,络脉满则触之亦痛。由上以观,其痛之部位多与胆(肝)、胃经络有关,病因病机多由风热火邪,及兼夹痰瘀壅阻经络所致。

本病辨证,主要以经络分布以定位,以疼痛的性质、特点以求因,再参合全

身症候,进行辨证论治,自无差忒。前已述及,本病头痛部位,与足少阳胆经、足阳明胃经经脉循行部位有关,肝与胆互为表里,二经亦常同病。从疼痛性质、特点辨证而言,暴痛、剧痛多实;骤痛骤止,其痛如灼,痛而抽掣,为风火之象;痛而胀满,麻木、痛处固定不移,痛如锥刺,为痰为瘀;头痛连齿,而大便燥结口渴,心烦,为阳明燥热;口苦,目赤,耳鸣,为肝胆风火;脉弦数而长,为肝胆风火,胃经火邪;舌苔黄燥,为热象,舌质暗为瘀,舌苔滑为痰。临床所见,本病辨证,多属风热之邪上干少阳阳明经络;或肝胆风火、胃经火邪上扰,或兼夹痰瘀为患。故其治法,常从散风热,清肝胆、胃经火邪,通络止痛立法。夹痰化痰,夹瘀化瘀,亦常兼用。

予治本病,每喜用清上蠲痛汤加减,或岳美中老师治本病喜用的"治偏头痛验方",亦有时选用赵锡武老中医的经验方,辨证选用,效果均甚好。本病证见头痛偏于一侧,头痛而胀,头痛阵作,痛如锥刺刀割,或兼恶风,目赤,口干,舌质红,苔薄白微黄或薄黄,脉浮数,或浮滑而数,或浮弦而数,辨证为风热上干者,用清上蠲痛汤。清上蠲痛汤,方出明·龚廷贤《寿世保元》,谓为"治一切头痛主方,不论偏正新久",由当归(酒洗)3g、川芎3g、白芷3g、细辛0.3g、羌活3g、防风3g、菊花1.5g、蔓荆子1.5g、苍术(米泔浸)3g、麦冬3g、独活3g、甘草0.3g、片芩(酒炒)4.5g(上到一剂,生姜煎服)组成(分量按原书所折,临床可视病情拟用)。原书载加减法为:左边痛者,加红花七分,柴胡一钱,龙胆草(酒洗)七分,生地黄一钱;右边痛者,加黄芪一钱,干葛八分;正额上眉棱骨痛者,食积痰壅,用天麻五分,半夏一钱,山楂一钱,枳实一钱……气血两虚,常有自汗,加黄芪一钱五分,人参、白芍、生地黄各一钱。可供参考。考本方组成,系由《和剂局方》的川芎茶调散衍化而来,方以川芎、白芷祛风止痛为主药,川芎茶调散重用薄荷,此方以菊花、蔓荆子疏风清热、明目止痛,故称"清上",细辛、防风、羌独活、苍术,均为祛风止痛解表之用,以加强川芎、白芷的止痛功效,黄芩清热,以增强"清上"之效,当归、麦冬养血滋阴,防止温燥之品耗伤阴津,甘草调和诸药。综观是方,有散风热、止头痛之功。由是观之,方名"清上蠲痛者,即清上部之郁热,除却疼痛之意"(矢数道明)。临床上对诸般头痛证见风热上干者,常有应用的机会。日本矢数道明先生,亦尝喜用本方治三叉神经痛。案文并载所著《临床应用汉方处方解说》及《汉方治疗百话摘编》等书可参。

若证见发作时一侧头痛剧烈,太阳穴有热感,伴眼睛抽痛,甚则痛连面齿,或午后体温升高,舌质红,脉浮数,证属肝经风火上攻诸阳之会,用偏头痛验方。可获平肝火、散风热之效。偏头痛验方出清·罗止园《止园医话》。由菊花 6g、霜桑叶 6g、黄芩 6g、薄荷 6g、苦丁茶 7.5g、连翘 12g、夏枯草 12g、藁本 6g、白芷 6g、荷叶边半个、鲜茅根 12g(方中剂量由岳老所定)组成。罗氏称:"治偏头痛极灵,屡试屡验也。"岳美中老师谓:本方连翘轻浮,为解热清气分之妙品,菊花、薄荷消散上焦风热,清利头目,桑叶收肝络之风邪,黄芩除中上焦之火邪,苦丁茶祛头部之热邪,夏枯草解散结热,荷叶边疏散邪热,鲜茅根消除痰热,更使以白芷通窍散表邪,引以藁本上升直达头顶。共成祛风散热之方,以治风热上攻的偏正头痛。若头痛严重者,于本方加防风 6g、银花 15g 以治之。

若证见头面疼痛,偏于一侧,痛连齿颊,疼痛剧烈,其痛如灼伴有胀感、拘急感,倏作倏止,随触随发,作止如常,身热,烦躁,口干口苦,脉弦滑有力,舌质红,苔薄黄,证属胃肠燥热,肝胆风火,三经之邪壅闭经络者,用赵氏治三叉神经痛验方。本方为赵锡武老中医所传,由生石膏 24g、葛根 18g、黄芩 9g、赤芍 12g、荆芥穗 9g、钩藤 12g、薄荷 9g、甘草 9g、苍耳子 12g、全蝎 6g、蜈蚣 3 条、柴胡 12g、蔓荆子 12g 组成。目痛甚加桑叶、菊花;牙痛甚加细辛、生地、牛膝。方以石膏、黄芩、葛根清阳明,柴胡、黄芩以清肝胆,芥穗、钩藤、薄荷、苍耳子、蔓荆子以祛风散火,全蝎、蜈蚣以止痉挛,赤芍、甘草活血消肿以止痛,屡试屡验。

[验案实录]

1. 三叉神经痛(风邪夹热,上干阳明少阳经脉)

黄某,女,56 岁。1983 年 4 月 20 日初诊。患者于 1 年前忽感头面左侧、颧颞部至左侧口唇、牙龈阵作剧痛,曾在某医院诊断为三叉神经痛,经用西药、理疗及中药等治疗,未见明显效果,时愈时发。刻下因感受风邪触发。左颧颞部及口唇,连及牙龈,阵发闪电样剧痛,如锥刺、刀割,发则历时 2~3 分钟,日发 5~6 次,甚则夜中痛醒。说话、进食及洗脸或情绪激动,均能引发疼痛。性情急躁,头昏,目眩,耳鸣如虫声唧唧,口苦微渴,二便如常。舌质偏红、苔薄,脉弦数。血象正常。血压 150/86mmHg。辨证为风热上干,阳明、少阳经脉受邪。治以散风清热,通络止痛。用清上蠲痛汤加减:川芎、白芷、菊花、蔓荆子、羌活、防风、黄芩各 10g,细辛 2g,春柴胡 6g,龙胆草 5g,生地、麦冬、当归各 10g,红花 6g,甘草 3g。5 月 2 日复诊:服上方 5 剂后,疼痛大减,头昏、耳鸣、口苦亦减,复以原方随症增损,治疗旬日,诸症悉除。观察半年,未见发作。体会:清上蠲痛汤,为散风热、止头痛之良方。用于诸般风热头痛,均能获得明显效果。

按:清上蠲痛汤应用时必须谨守风热上干之病机,诸般头痛,只要病机相同,异病可以同治;掌握辨证要点:偏正头痛,头痛而胀,甚则头痛如裂,常卒然发作,或兼恶风,目赤,鼻流浊涕,口干,舌质红,舌苔薄白微黄或薄黄,脉浮数,或浮滑而数,或浮弦而数;并须随症加减化裁,收效更佳。因方中多辛燥升散之品,故对于肝肾阴虚、风阳上扰之头昏头痛,以及气虚、血虚之头痛,则均非所宜。

2. 三叉神经痛(热邪夹风上干阳明少阳经脉)

王某,女,42岁。患右侧头面部疼痛,痛连唇齿反复发作2月余,曾在某医院诊断为三叉神经痛。服用镇静止痛西药未效。近数日加重发作。头面疼痛,偏于左侧,痛连颧颞,下及唇齿,疼痛剧烈,其痛如灼,或如刀割、锥刺,伴有胀感、拘急感,倏作倏止,随触随发,痛止如常,面部潮红,烦躁,口干、口苦,脉弦数,舌质红,苔薄黄。辨证为热邪夹风上干阳明少阳经脉。治以清热散风,通络止痛。方用葛根黄芩黄连汤加味:粉葛根18g,黄芩9g,黄连5g,甘草6g,赤芍12g,菊花9g,僵蚕9g,炙全蝎4g,炙蜈蚣3条。服方4剂,头面疼痛大减,口干口苦等症亦减。复以原方随证加减,治疗旬日而安。观察数年,未见复发。

按:阳明之脉,上行头目,入上齿中;少阳之脉,上抵头角,入耳中。热邪夹风上干,经脉满而壅塞不通,则头面颧颞疼痛,连及唇齿,痛如火灼。故以葛根黄芩黄连汤,清阳明少阳热邪;加菊花、僵蚕散风热,赤芍、全蝎、蜈蚣,活血通络祛风以止痛也。

十一、原发性耳鸣应重视潜阳与升阳法的应用

《素问》云"阳气者,烦劳则张",持续恼人的原发性耳鸣会影响睡眠、情绪、工作,易致阳亢化热,热扰清窍,加重耳鸣;素体阴虚者,易生虚热,也致阳亢不潜。无论是阳亢化热还是虚热阳亢,均需育阴潜阳,平肝清热。予常以天麻钩藤饮为主方进行加减:对于阳亢化热者,酌加夏枯草、菊花、苦丁茶、羚羊角粉之属以平肝潜阳、凉肝泄火;对于虚热阳亢者,酌加龟板、玄参、生地黄、牛膝之品以滋水涵木。

至于升阳法,乃针对中气下陷、清阳不升之耳鸣者而设。临床所见大多起病缓慢,耳鸣音调低沉而音量较大,每因劳累而诱发加重,常伴见疲乏无力,食欲不振,大便溏薄,面色萎黄,舌淡胖边有齿痕,苔薄白,脉大而濡软。听力测验为混合性聋者多见。论治当以补中益气、升阳聪耳为法,常用益气聪明汤加减,可获良效,诚如《医方集解》所言:"十二经脉清阳之气,皆上于头面而走空窍。因饮食劳役,脾胃受伤,心火太盛,则百脉沸腾,邪害空窍矣。参芪甘温以补脾胃;甘草甘缓以和脾胃;干葛、升麻、蔓荆轻扬升发,能入阳明,鼓舞胃气,上行头目,中气既足,清阳上升,则九窍通利,耳聪而目明矣;白芍敛阴和血,黄柏补肾生水,盖目为肝窍,耳为肾窍,故又用二者平肝滋肾也。"

本病治疗在重视潜阳法与升阳法的基础上,可同时通用活血祛瘀药。

[验案实录]

1. 原发性耳鸣(肝阳偏亢,化火上炎)

汪某,男,56岁。1999年4月13日初诊。患者平素性情急躁,耳鸣始自客岁六月下旬,右耳鸣如蝉声,甚则如汽笛鸣声,日夜不休,入睡后方止。曾诊断为"右耳卡他性炎症、霉菌感染",用制霉菌素等抗生素,后诊断为"原发性耳鸣",用维生素等治疗,效均不显。刻诊:右耳鸣如蝉声,声高而亢,无有休时。舌质红,苔薄黄,脉弦。辨证为肝阳偏亢,化火上炎。治以平肝潜阳,凉肝泄火。方用天麻钩藤饮加减:天麻15g,钩藤(后下)15g,珍珠母(杵,先煎)30g,桑寄生15g,川牛膝15g,炒杜仲15g,黄芩15g,炒山栀10g,益母草10g,夜交藤15g,茯神15g,夏枯草15g,菊花10g,苦丁茶6g,羚羊角粉(2次冲服)1.2g。5剂。

二诊:服方3剂后,耳鸣即明显减轻,5剂后基本控制。

续进原方5剂,耳鸣未作。

按:本案患者性情急躁,肝阳素旺,症见耳鸣如蝉、声高亢且无休止,而舌质红、苔薄黄、脉弦,乃肝用有余、阳亢火炎之象。故方用天麻钩藤饮,益以夏枯草、羚羊角、苦丁茶等味,平肝以潜阳,凉肝以泄火。以方证相合,获效亦捷。

2. 原发性耳鸣(脾胃气虚,清阳失升)

施某,女,54岁,农艺师。1991年6月29日诊。

患耳鸣失聪半年。有高血压、高脂血症、冠心病史。经五官科检查,两耳未见明显器质性病变,拟诊为原发性耳鸣。曾用维生素制剂及中药六味地黄汤加味合耳聋左慈丸治疗未效。恙由工作操劳过度,致耳鸣如水潮,持续不断,无有休止,伴屏气感,失聪,而以右耳为甚。如是者半年余,每于劳累后加重,面色无华,神疲懒言,倦怠乏力,舌苔微黄,根腻,质淡暗,脉弦大无力。证由脾胃气虚,清阳失升。以东垣益气聪明汤加味为治。处方:蔓荆子15g,升麻6g,葛根30g,党参10g,生黄芪15g,黄柏3g,赤芍10g,炙甘草3g,石菖蒲6g,远志6g,薄橘红10g。

服药近1月,耳鸣失聪之症若失。

按:耳目虽为肝肾阴经所主,然必赖脾胃升发清阳之气以上养,始能耳聪目明。故经言"清阳出上窍"。若"上气不足"则"头为之若倾,耳为之若鸣,目为之眩"。本案恙由劳累过度,"劳则气耗",脾胃气虚,则清不升而浊不降,清窍失灵,而为耳鸣耳聋之证,故用李氏益气聪明汤以益气升清阳。经又言"心气通于耳",故加菖蒲、远志以通气。以法与机合,宜其获效。

3. 原发性耳鸣(气虚血滞,瘀阻清窍)

蔡某,女,36岁,商人,郸城人。2014年9月18日初诊。患耳鸣如机器轰鸣声,持续6月余而就诊。曾在上海、浙江多家医院诊治,诊断为原发性耳鸣,并用高压氧、神经营养剂及中药杞菊地黄汤加味治疗未效。始商治于予。症见耳鸣声如机器轰鸣,入暮益剧,甚则影响睡眠;并觉耳内闷胀、闭塞感,听力下降,时感头晕头痛,性情因之易急躁,饮食二便如常,双目眶并见黧黑色。舌苔薄,舌质偏暗有紫气,脉象偏细,而欠流利。考其病机,证由气虚血滞,瘀阻清窍。治以益气活血,化瘀通窍。用新订通窍活血汤(由王清任通窍活血汤加味):当归12g,川芎12g,赤芍12g,桃仁10g,红花8g,川牛膝15g,丹沙参各15g,生晒参15g,磁石(杵先煎)15g,通草6g,炙甘草6g,青葱(拍)7枚,生姜3片,红枣(破)7枚。水煎服。10剂。并用茯苓50g,红参50g,麝香2g,共研粉,分20袋,每服1袋,一日2次,开水下。10月11日复诊:耳鸣显减,头痛亦除,并能安眠,情绪亦好。舌质紫气亦较淡,复以原方服至30剂,散剂3料。耳鸣基本停止。后以上方小其制,调治2月,耳鸣诸症悉平。

按:患者为年轻女性从商,经营谋虑,元气亦损,《内经》所谓"劳则气耗"。气虚无运血之权,阻于清窍,则耳鸣而头痛。故方用王氏通窍活血汤,加当归、通草以活血化瘀,加人参以益气而促进血液运行,有助于推波助澜也,复加磁石(予治耳鸣甚者,常用珍珠母合磁石)以镇静潜阳。其中麝香《本草纲目》谓其功能"通窍,开经络",盖其气芳香,善通诸窍,活血又可散结也。惟其用量少,难掌握。故与茯苓、红参并作散剂以用方,则较易掌握其剂量。且参苓与之同用,亦可益气而助通窍活血之功。予用小剂量之药每与他药合用制成散剂或胶囊,亦可谓用药之巧法也。经验上,本方用治耳鸣,常能获得一定疗效,是否因其方药能改善内耳微循环,促进其供氧供血,有助于控制耳鸣,提高听力之效,尚待进一步研究。

十二、从邪阻少阳与因"淋"而"劳"分治急慢性肾盂肾炎

肾盂肾炎是指肾盂、肾盏及肾间质由非特异性细菌感染所致的炎症病变。中医学将肾盂肾炎归属"淋证"范畴。予将急性肾盂肾炎与慢性肾盂肾炎急性发作归属"热淋"、慢性肾盂肾炎归属"劳淋"论治。传统认为,热淋的病因是湿热,病位主要在膀胱和肾,以湿热蕴结、气化不利为病机要点,常用八正散为主方。予在临证中体验,传统的热淋辨治方法仅适用于下尿路感染的膀胱炎,而对于上尿路感染的急性肾盂肾炎或慢性肾盂肾炎急性发作并不完全适用。予以为,急性肾盂肾炎或慢性肾盂肾炎急性发作的病因既有湿热还有毒邪存在;病位除了膀胱和肾,还涉及少阳三焦。《灵枢·本输》云:"少阳属肾,肾上连肺,故将两脏。"将者,统领也;两脏者,三焦、膀胱也。谓肾脏统领三焦、膀胱,三焦与膀胱生理上相互关联,病理上亦互为影响。因此,湿热毒邪阻结少阳,少阳枢机不利,三焦气机失畅为其病机要点。治宜清利解毒,和解少阳,疏利三焦。方以蒿芩清胆汤合自拟"莲草知柏汤"。蒿芩清胆汤主治少阳湿热证,对于湿热郁遏少阳,三焦气机不畅的热淋颇为适宜。然其清热解毒、利水通淋之力不足,故合用自拟的"莲草知柏汤"(半枝莲、连翘、草薢、知母、黄柏、凤尾草)。

关于慢性肾盂肾炎从"劳淋"论治,应注意邪恋正虚,因"淋"而"劳"的特点。盖湿邪易于伤阳,热邪易于伤阴,况且久用利水通淋之剂有伤阴之虞,多用苦寒之品有损阳气与化燥伤阴之弊。临床上单纯的中气下陷、肝肾阴虚、脾肾阳虚、气阴不足等固然可见,但湿热未尽而肾阳虚馁、湿热留恋而气郁血虚者亦复不少,又当根据邪恋与正虚的主次轻重而酌情辨治(参见案2、案3)。

[验案实录]

1. 急性肾盂肾炎（湿热毒邪阻结少阳）

钱某,女,32 岁,2003 年 4 月 6 日初诊。患者腰痛、尿频尿急尿痛伴寒热往来 3 天,经某医院查血常规中性粒细胞偏高;尿常规见大量白细胞、脓细胞,少量管型;清洁中段尿培养提示大肠杆菌感染。诊断为"急性肾盂肾炎"。患者要求服中药而来就诊。刻诊:寒热往来,寒轻热重(体温 39.8℃),全身不适,头痛,乏力,胸闷脘痞,纳差,呕恶,口干口苦。腰痛,叩之益剧,尿频急而热涩作痛,甚则痛引少腹。舌苔白微黄而腻,脉弦滑而数。证属湿热毒邪蕴结肾与膀胱,邪阻少阳,枢机不利,三焦气机失畅。治以清化热毒,和解少阳,疏利三焦。方以蒿芩清胆汤合自拟莲萆知柏汤加减:青蒿 15g,黄芩 10g,炒枳实 10g,竹茹 10g,茯苓 10g,法半夏 10g,陈皮 8g,碧玉散 15g(布包),半枝莲 30g,连翘 15g,萆薢 15g,知母 10g,黄柏 10g,凤尾草 30g。3 剂。

4 月 10 日复诊:寒热渐退,呕恶已止,腰痛、尿频急而热涩作痛诸症亦明显好转。继以原方略作加减,复进 5 剂。腰痛、尿路刺激症状基本消失。后以自拟莲萆知柏汤继续治疗周余,以清余邪。药后症状消失,精神转佳。前后复查尿常规 3 次均正常,中段尿培养转阴,病告痊愈。

按:本案由湿热毒邪蕴结肾与膀胱,进而少阳胆与三焦受邪,少阳枢机不利,三焦气机失畅。症见腰痛,尿频急而热涩作痛,寒热往来,胸痞,呕恶,口苦,舌苔白微黄而腻,脉弦滑而数。故方以蒿芩清胆汤清热利湿、和解少阳、疏利三焦,合以莲萆知柏汤以增强其清热利湿解毒之功。于此可见,岳美中老师谆谆教导的辨证论治应重视专病专证专方专药的应用,对提高临床疗效有极其重要的意义。

2. 慢性肾盂肾炎（肾阳虚馁,湿热未尽）

刘某,女,40 岁,某厂工作人员。1981 年 3 月 30 日初诊。

患者于 1958 年夏因尿频尿急尿痛伴腰痛发热,经尿常规、尿培养等检查,诊断为"急性肾盂肾炎"。迁延至今,病史达 23 年。近 3 年来,腰痛绵绵,时轻时重,尿频急而涩痛不显,尤以劳累或房事后,小便频急自遗,腰痛加重。虽经多种抗生素及中药清热利湿之剂治疗,但病情仍时好时差,尿细菌检测未转阴。刻诊:尿频急而坠,无法控制,甚则尿失禁而自遗,白天小便每小时约 3 次之多,夜间小便 3~5 次,小便清长或混浊,或呈隐绿色,腰部酸痛,绵绵不休,晨起腰痛较甚,足膝酸软无力,头昏,畏寒怯冷,四肢不温,面色㿠白无华,面目虚浮,纳谷欠香,口渴而喜热饮。月经周期尚准,量一般,2 日即净。脉细无力,舌质淡红,苔白根腻。辨证为劳淋日久,肾阳虚馁,湿热未尽。治以温补肾阳,兼清湿热。方用右归丸加减。处方:大熟地 15g,山萸肉 10g,炒杜仲 15g,菟丝子 10g,怀山药 15g,枸杞子 15g,鹿角胶 10g,龟板胶 10g(二味烊化,2 次冲),补骨脂 10g,巴戟天 10g,当归 10g,鲜石斛 15g,银柴胡 10g,金银花 20g,白薇 10g。5 剂。

4 月 7 日复诊:尿频急而坠、尿失禁及腰痛诸症均见明显好转,纳谷增加,精神亦较好。前后以上方为主,气虚神疲时加党参 15g,配以陈皮 5g。计服方近 40 剂,腰痛、尿频急坠诸症均除,精神转佳。尿细菌培养亦转阴。后以济生肾气丸以善后。观察数年,未见复发。

按:本案劳淋延久,肾之阳气俱虚,症见腰痛绵绵,尿频急而自遗,且见畏寒怯冷诸症。用右归丸加减,以培补元阳。肾阳气虚,多损及肾精。《内经》云"精不足者,补之以味",故用龟板胶配鹿角胶血肉有情之品,以峻补肾中元阴元阳,寓阳得阴助之妙。去桂附之辛热刚燥,虑其助阳过剂而阴反受灼,代之以巴戟天、补骨脂温养元阳,且能益精、缩小便。气虚而益以党参益气健脾,少佐陈皮以理气,先后两天同调;湿热未尽,参用石斛、银柴胡、金银花、白薇,清热解毒养阴,标本兼顾。大苦大寒之品,虑其有损阳气,化燥又易伤阴,故舍而不用。可见,中医临证,辨证固应须细,用药亦当求精,方能丝丝入扣,切中肯綮。

3. 慢性肾盂肾炎(湿热下注,气郁血虚)

刘某,女,38 岁。患肾盂肾炎反复发作 3 年。有肝炎及贫血史。诊时症见腰部酸胀疼痛,叩之加剧。尿频急而排出不畅,热涩作痛,或如针刺,且有低热、乏力、面色萎黄、神疲。脉滑数,苔黄腻,质淡红。尿检白细胞(+),尿细菌培养阳性,尿菌落计数>10^6/L。辨证为湿热下注,气郁血虚。治宜清利解毒,佐以养血。方用当归贝母苦参丸加味:当归、白芍、象贝母、苦参各 12g,凤尾草、白花蛇舌草各 30g,金银花 20g,连翘 12g,甘草梢 6g,鸭跖草 15g。前后以本方随证加减,服 30 余剂,腰痛除,尿涩痛诸症消失。尿常规检查数次均正常,尿培养亦阴转。继以知柏地黄丸常服,善后巩固。观察年余,未见复发。

按:当归贝母苦参丸原治"妊娠,小便难,饮食如故"者。仲师乃针对湿热下注、气郁血虚所致小便难,而创制的清热利湿、开郁养血之方,具有上下并治、邪正兼顾之制方特色。本案证机与当归贝母苦参丸方证相符,故投之并加清热解毒之品即效。

十三、从脏腑辨证治疗尿道综合征

尿道综合征是指尿频、尿急、排尿不畅和少腹坠胀等下尿路刺激症状,而无膀胱、尿道器质性病变及尿路感染的一类疾病。本病以已婚中青年女性多见,老年妇女亦有患之者。目前对其发病原因尚不完全清楚,可能与精神因素、慢性炎症刺激、过敏、性激素水平失调、生活行为、神经功能等相关。属于中医"淋证"范畴。以其经久难愈、遇劳即发等特点,更与"劳淋""气淋"相关,每成为难治痼疾。予尝以中医理论为指导,征诸临证,推求病机,探讨诊治规律,初步认为本病与肝气郁结、心神失宁、肾元亏损、中气虚衰、膀胱湿热不清有关。因而临证,常立疏达肝木、养心宁神、补益肾元、补脾益气等法,从脏腑辨证,随机而施。

1. 疏达肝木法

本法常用四逆散加味。用柴胡、枳实之疏达肝木以遂肝用;以白芍、炙甘草酸甘相合以补肝体。更以醋香附、黄郁金理气活血,化瘀通络。百合、乌药调气安神,以协疏达肝木之力。常用治尿道综合征,症见脐腹胀满,尤以少腹胀甚,拘急不利,小便涩痛,或痛及少腹、脐中,并尿后余沥不尽,善太息,情志不畅,抑郁焦虑,甚则烦躁,胸胁苦闷或痛,舌质淡红,苔白或薄黄,脉沉或沉弦者。此类证候多见于精神抑郁、焦虑的患者,尤多见于绝经后女性。若有烦躁不宁,失眠,面部烘热汗出,其舌质红、苔薄黄者,则于方中加丹皮、栀子,以解郁清火。若老年妇女尿道综合征患者,症见尿频急而少腹部疼痛,喜温喜按,畏寒肢凉者,可用暖肝煎加减。方用当归、枸杞子、小茴香、肉桂、吴茱萸、干姜各6g,醋香附10g,青皮6g,橘核、木香、党参、白芍各10g,台乌药10g,沉香(后下)6g,茯苓10g,炙甘草6g,生姜3片,红枣(破)7枚,以温肝和络止痛。

2. 养心宁神法

本法常用百合地黄汤合甘麦大枣汤、酸枣仁汤加味。以百合、地黄、甘草、小麦、大枣养阴益气,润燥缓急。合以珍珠母或珍珠粉、茯神、夜交藤、酸枣仁、炙远志、琥珀、合欢皮等,以养血益阴、宁心安神。常用于尿道综合征,心神不宁证候明显者,如失眠、多梦、心烦。其情绪易波动,常见焦虑、抑郁、心情不悦。夜眠差时,则夜尿更明显增多,甚至可达7~8次。其脉象多虚或数,舌苔薄,质偏红。服方同时常需配合心理开导,令其怡情悦性,方与药饵奏功。

3. 补益肾元法

本法常用五子衍宗丸,吴鞠通参茸汤,景岳右归、左归加减。常以菟丝子、补骨脂、熟地、萸肉等补益肾元。淫羊藿、鹿茸、鹿角胶、巴戟天、杜仲、韭菜子等补益肾阳,甚者加用肉桂,或再加附子。用枸杞子、山药等滋肾阴,又常配合覆盆子、益智仁、桑螵蛸补肾固涩,每随病情而定。常用于尿道综合征肾元不固证候明显者,症见尿频尿急,但尿流细而不畅,尿后淋沥,尿意不尽,小腹胀,腰背酸痛,或见畏寒,肢体欠温。舌质多淡暗,苔少。该证常见于中老年女性患者。

4. 补脾益气法

常用补中益气汤加减。方用党参(气虚甚者用人参)、黄芪、炙甘草补益脾胃之气,升麻、柴胡升举下陷之清阳。常用于尿道综合征患者,尿频,尿急,尿有余溺,尿失禁,并见少腹坠胀不适,头晕,面色㿠白,脉缓无力者。

5. 清化湿热法

本法常用二妙散加味,以黄柏苦寒清热,苍术苦温燥湿。并加凤尾草以增进其清利湿热之效,加栀子以加强其清热泻火之功。常用于尿道综合征,兼见小便频数,灼热刺痛,少腹拘急,并见口渴、心烦等症,属膀胱湿热,余邪未清者。

临证经验,尿道综合征常以肝气郁结、心神失宁,或并见肾元亏损,或脾气虚衰证为常见。疏达肝木法、养心安神法、补益肾元法、补脾益气法为其治疗常法,清化湿热法则常为其治疗变法,或仅短期用之。

[验案实录]

1. 尿道综合征(肝失疏泄,心神失宁)

崔某,女,42岁。2009年7月28日初诊。患尿频急作痛1年余,反复发作。曾在某医院做尿检并尿中段细菌培养均为阴性,并经CT、彩超等检查,均未发现异常。诊为尿道综合征。经服用西药并中药治疗,效不理想。刻诊:尿频,尿急,尿解不畅,尿道不适,有吊痛感,腰部酸痛,心烦易怒,夜眠欠安,脉象弦细,舌苔薄黄,舌质红。辨证审机,证由肝失疏泄、心神失宁所致。治以疏肝解郁,养心安神。方用四逆散合甘麦大枣汤、百合地黄汤加味:春柴胡 10g,白芍 12g,枳实 10g,淮小麦 30g,珍珠母(杵,先煎)30g,茯神 15g,夜交藤 15g,百合 30g,生地黄 15g,沙参 15g,合欢皮花各 10g,红枣(破)7 枚。上方每日 1 剂,连尝 8 剂,尿频急、少腹痛诸症即见效机。后以原方随症加减,续服半月,获安。

按:尿道综合征,中医诊疗,常须辨证审机而治。本案为一久治未效病例。审其脉证,细绎病机,该案病证与心肝有关。盖肝主疏泄,肝脉络阴器,抵少腹;心主藏神,主明则下安。本案尿频急,少腹痛,尿意频繁,夜眠欠安,心烦易怒,显系肝失疏泄,心神失宁,肝心同病。故方用四逆散疏达肝木,甘麦大枣汤、百合地黄汤养心安神,心肝同调,竟获效机。

2. 尿道综合征(脾肾两虚,溲溺失约)

戚某,女,70 岁。2017 年 12 月 17 日初诊。患尿频尿急尿不净 1 年余。经某医院诊查尿常规、尿中段细菌培养均为阴性,并经彩超、CT 等做肾、膀胱等检查,均未见异常。诊断为尿道综合征。经用西药等治疗未见显效。刻诊:小便频数,日达 7~8 次,晚达 3~4 次之多,尿解不净,尿有下坠感,并少腹作坠,腰部酸痛,肢体倦怠,全身乏力,气少懒言,面色无华。脉来细缓,舌苔薄白,质淡不荣。辨证审机,显系脾肾两虚,溲溺失约。治以调补脾肾,固约溲溺。方用五子衍宗丸合补中益气汤加减:菟丝子 15g,补骨脂(杵)12g,覆盆子(杵)15g,韭菜子(杵)15g,山萸肉 15g,炙黄芪 30g,枳壳 30g,党参 30g,炒白术 10g,升麻 3g,春柴胡 3g,生姜 3 片,红枣(破)7 枚。前后服方(并随证加减)达 24 剂,日夜小便次数基本正常。继以五子衍宗丸、补中益气丸续服,以巩固疗效。

按:《内经》有谓"中气不足,溲便为之变",巢氏《病源》云"肾虚则小便数",患者脾肾两虚,是以小便失约,溺有余溺,腰痛肢倦,脉弱神疲。故方以五子衍宗丸合补中益气汤加减,调补脾肾。脾肾气旺,则小溲约束有权。以方药与证机相合,故获效益佳。

3. 尿道综合征(肾气虚弱、膀胱开合无权)

张某,女,60 岁,教师。1996 年 12 月 13 日初诊。患尿频尿急伴少腹坠胀不适半年余。曾经 X 线、B 超、尿常规、尿培养等多项有关检查,均未发现膀胱、尿道器质性病变,被诊为"女性尿道综合征"。曾用西药及中药治疗,未见明显效果,而请中医诊治。刻诊:尿频尿急,夜尿竟达 4~5 次之多,但尿量少,尿道不适,尿后少腹疼痛、坠胀不适,但少腹按之不硬,腰酸,手足冷,舌淡稍黯苔少,脉弦缓。

证属肾气虚弱,膀胱开合无权。治以补肾温阳,以助气化。方用肾气丸加味。

处方:制附片 6g,炙甘草 6g,生姜 2 片,红枣(破)7 枚(以上四味先煎),肉桂 4g,熟地 10g,山萸肉 10g,山药 10g,茯苓 10g,泽泻 10g,丹皮 6g,生黄芪 15g,菟丝子 15g。8 剂。

12 月 22 日复诊:尿急减轻,少腹疼痛、坠胀明显好转,但尿频虽减不显。守前法再合以补肾固涩之剂。10 剂,加用五子衍宗丸,每服 6g,一日 3 次。

1997 年 1 月 4 日三诊:尿频尿急、少腹胀痛诸症基本消失。转以金匮肾气丸、五子衍宗丸善后。观察年余,未见复发。

按:本案证由肾气虚弱、膀胱开合无权所致,与《金匮》"虚劳腰痛,少腹拘急,小便不利"之肾气丸证基本相符,投以金匮肾气丸加黄芪、菟丝子补肾助阳以化肾气,服之果见效机。后以尿频虽减但未愈,再合以补肾固涩之五子衍宗丸而竟收全功。

4. 尿道综合征(肾气亏损、湿热蕴结下焦)

彭某,女,57 岁,粮店退休职工。2012 年 6 月 6 日初诊。患尿频尿急并尿痛 1 年余。曾在数家医院诊治,诊断为尿道综合征。迭用中西药治疗,其效不显。刻诊:腰尻酸痛作坠,少腹坠胀,连及阴户,尿频夜甚,甚者达五六次之多,时有灼痛。舌苔白微黄,质红。辨证审机,证由肾气亏损,湿热余邪,蕴结下焦。治以补益肾气,兼清下焦湿热。仿右归参茸方意。药用仙灵脾 15g,熟地黄 15g,山萸肉 15g,山药 15g,炒杜仲 15g,人参 10g,鹿角胶(烊化)15g,菟丝子 15g,覆盆子(杵)15g,当归 10g,炙甘草 6g,黄柏 10g,知母 10g。进方 8 剂,尿频尿痛显减,腰尻酸痛转轻。守法随证进退,续进 16 剂,尿频急、腰酸痛诸症向安。

按:本案病情复杂,既有肾气亏损,又有下焦湿热留连,虚实夹杂,虚多实少,故方用景岳右归合鞠通参茸汤加减。用仙灵脾、熟地黄、山萸肉、山药、炒杜仲、人参、鹿角胶、菟丝子、覆盆子、当归、炙甘草补益肾气,又用黄柏、知母清下焦湿热,并坚阴分。虚实兼治,以补肾为主,兼清湿热余邪。标本兼顾,是以获效理想。

十四、前列腺增生症急性尿潴留需结合补肾消癥论治

良性前列腺增生引起的急性尿潴留属于中医学"癃闭"范畴。《素问》提出"膀胱不利为癃,不约为遗溺",李中梓在《医宗必读》中认为:"闭与癃两证也,新病为尿闭,盖点滴难通也;久病为尿癃,盖屡出而短少也。"林珮琴在《类证治裁》中曰:"闭者,小便不通;癃者,小便不利……闭为暴病,癃为久病。闭则点滴难通……癃则滴沥不爽。"由此可见,历代医家已经逐渐意识到"癃"和"闭"的不同。因两者既可合并出现,又能相互转化,所以现代临床多将二者合称为癃闭。

予以为,中医治疗良性前列腺增生引起的急性尿潴留,有别于一般的"癃闭"论治。予在临床上论治本病,紧紧抓住以下两个主要环节:

一是针对老年人肾之阳气本虚,治疗首当补肾固本。如前所述,年龄是前列腺增生患者并发急性尿潴留的高危因素,随着年龄增大,前列腺增生伴下尿路症状患者发生急性尿潴留的风险增加。巢元方《诸病源候论》云:"肾主水,劳伤之人,肾气虚弱,不能藏水,胞内虚冷,故小便后水液不止而有余沥,尺脉缓细者,小便余沥也。"张景岳《景岳全书》指出:"今凡病气虚而闭者,必以真阳下竭,元海无根,水火不交,阴阳否隔,所以气自气,而气不化水,水自水,而水蓄不行。气不化水,则水腑枯竭者有之;水蓄不行,则浸渍腐败者有之。"老年人肾之阳气本虚,易致膀胱气化不利而发生癃闭,治疗首当补肾固本,予常仿景岳济川煎法为治。

二是针对原发病前列腺增生,从"癥积"求本论治。癥积乃气血津液代谢失常所致,以肾阳气馁、湿瘀气结为病机要点。因此,在启癃开闭的同时,需结合益气通阳开郁、利水逐瘀消癥之法,标本兼顾,才能获效。

[验案实录]

1. 前列腺增生症(肾元本亏,二阴失司)

吕某,男,62岁。患者从事耕耘多年,常感腰酸乏力。近年夜尿频仍,解而不畅,量亦不多。半月前因排尿困难而来院就诊,诊为前列腺增生症,以畏于手术治疗而商治于予。症见小溲频而不爽,夜间尤甚,尿清细而费力,淋沥不尽,颇以为苦。大便亦干涩难下,虚坐努责。腰痛而酸,膝软无力。舌体胖大,质淡黯,苔薄白,脉弦大。证由老年肾元本亏,二阴失司。仿景岳济川煎法为治。方疏:当归15g,川牛膝15g,肉苁蓉15g,熟地15g,泽泻10g,王不留

行15g,路路通10g,急性子15g,通天草10g,炮甲珠6g(研粉,2次冲)。5剂。

二诊:服方5剂后,尿渐爽而大便亦畅。后以原方随证进退,调治月余,排尿困难等症始渐告蠲。

按:前贤谓"肾主五液,责司二便,开窍于二阴",老年肾元本亏,气化无权,前后二阴失司,则可见癃闭之症。本案以补肾济液之济川煎去升麻、枳壳之升降,而益以炮甲珠、王不留行、急性子等散结利窍,其中当归用量偏重,盖本《内经》"肾苦燥,急食辛以润之"之明训,取其辛以润燥滋肾,且辛以通以开也。

2. 前列腺增生症(肾气本虚,气结热郁)

韩某,男,年近花甲。3月前初因夜尿频仍,渐次小溲淋沥不爽,或尿出如线,甚则涓滴不通而入某医院治疗,指诊中央沟变浅,B超示:前列腺肥大(3.6mm×4.2mm)。诊断为前列腺增生症。经用前列康等药,效果不显,症见夜尿频数,约10次之多,排尿困难,尿细如线,余溺不尽,甚则小便点滴而出,或涓滴不通;小腹有憋胀感,按之不舒。舌苔黄薄腻,质红,脉沉滑。证由老年肾气本虚,气结热郁,下焦气化失司。拟益气散结、清热通利水道为治,用当归贝母苦参丸加味:当归15g,象贝母20g,苦参12g,滑石15g(布包),生黄芪30g,莪术、王不留行(杵)、川牛膝各15g,炮山甲8g(研、冲),急性子15g。10剂。

服上方10剂后,夜尿已减其半,排尿亦较通畅,续以原方,进服旬日,尿解已畅,精神转佳,但仍有余溺不尽。仍以原方随证进退,调治月余,诸症皆安。B超复查,前列腺正常。

按:方中当归濡养阴血,滑润阴窍;贝母宣上以泄下,且能散结;苦参清热利湿,通淋利窍;配滑石利窍泄热(仲师所谓男子"加滑石")以治"癃闭,利小便"(《本经》),并加生黄芪、莪术、王不留行、川牛膝、炮山甲、急性子以益气活血、散结利窍,共奏启癃开闭之功。

十五、颈椎病勿忘从筋肉论治

颈椎病是因颈椎间盘退行性改变及其继发病理改变引起周围组织结构(神经根、脊髓、椎动脉、交感神经等)刺激或受压而出现相应临床表现,具有持续性、反复性、难治性等临床特点。传统主要关注椎间盘变性、骨赘形成、椎体移位、椎间孔缩小等骨性改变。近年来开始从单一重视骨性改变向骨性改变和软组织改变并重转变,尤其重视颈肌改变在颈椎病发病过程中的重要作用。

颈肌改变与颈椎病相关的观点与中医经筋理论相吻合。按照循行部位,颈部与手三阳经筋和足三阳经筋的联系最为紧密。如《灵枢》云:"足太阳之筋,起于足小指上……上挟脊上项……其病小指支,跟肿痛,腘挛,脊反折,项筋急,肩不举……手太阳之筋,起于小指之上……其病小指支,肘内锐骨后廉痛,循臂阴,入腋下,腋下痛,腋后廉痛,绕肩胛引颈而痛……颈筋急则为筋痿颈肿,寒热在颈……"。《证治准绳》指出:"颈项强急之证,多由邪客三阳经也,寒搏则筋急,风搏则筋弛。"因此,颈椎病属于中医"颈肩痛""经筋急""项强""痹证"等疾病范畴。

经筋包括现代医学中的骨骼肌及由肌肉周围的结缔组织分化形成的腱鞘、韧带、筋膜等附属组织,在颈部走行相当于颈后伸肌群、前屈肌群、韧带及筋膜等组织。颈椎病在其发生、发展中,长时间低头工作、操作电脑、驾车等慢性劳损致使颈部肌肉处于长期疲劳状态,容易发生损伤。随着现代伏案工作模式日益增多,颈椎病发病率不断提高,且发病年龄呈现年轻化趋势。

予以为,颈椎病的病位在颈部筋肉不利;病性不离气、血、寒、瘀,为"本虚标实"之证,虚在气虚、血弱,实在寒湿、气滞、血瘀。临证根据发病个体各有不同,虚实轻重各有侧重。青壮年发病常因长期低头伏案工作,气滞血瘀于项背筋肉,形成颈椎病,故以实证为主,虚证较少。年老体弱者,或气虚血瘀,或血虚受寒,或寒湿痹阻筋肉而发为本病,故多虚实夹杂。治疗总以舒筋缓急为原则,恒用葛根舒筋解强、白芍柔筋解痉、甘草缓急止痛。在此基础上结合辨证施治,如气滞血瘀者,配用活络效灵汤以活血行气通络;寒湿痹阻者,伍用乌头汤以温经祛寒逐湿;气虚血瘀者,合用补阳还五汤以补气活血通络;或血虚受寒者,参用当归四逆汤以养血温经散寒。

[验案实录]

1. 颈椎病(寒湿痹阻筋肉)

孙某,男,47 岁。1984 年 4 月 3 日初诊。患颈项强痛,痛连左肩伴手指麻木 2 月余。经 X 线颈椎摄片诊断为"颈椎病"。刻诊:颈项强痛,转动困难,俯仰不利,痛连左肩臂,痛而酸胀麻木,畏寒,痛处喜温熨,肩部重着,抬举不利。

舌苔白腻,脉弦缓。辨证为寒湿之邪,痹阻经脉。治以温经祛寒,除湿止痛。方用乌头汤加味。处方:制川乌6g,炙甘草5g,生姜4片,红枣(破)7枚(上四味先煎),蜜炙麻黄5g,白芍12g,黄芪15g,葛根30g,蜂蜜60ml(2次兑煎)。6剂。

二诊:颈项强痛明显好转,转动较自如,俯仰亦较利,肩背痹痛减轻,酸麻亦减。遂以原方进退,续进10剂,颈项强痛、肩部痹痛得蠲。

按:寒湿痹阻筋肉,不通则痛,故见颈项强痛等症,用乌头汤祛寒逐湿、温经蠲痹止痛,加葛根以治项强。方中主药乌头虽长于温经祛寒燥湿镇痛,但其性毒烈,故遵仲圣乌头汤以蜜兑煎之法,并将其与炙草、生姜、红枣先煎,既利于镇痛,又可制其毒性,亦是用方者不得不注意之一法也。

2. 颈椎病(气虚血瘀督脉筋肉)

薛某,女,67岁,1995年2月17日初诊。患头昏头晕颈肩部痹痛1年余,有高血压病史。曾用降压片及止痛片等治疗均未见效。刻诊:头昏头晕,劳后加剧,颈肩痹痛,遇寒则增,双手指时感麻木,握物无力,面色萎黄,精神不振,舌质淡暗,苔少,脉弦大。颈椎摄片示:$C_{4\sim6}$前缘增生,前纵轴带骨化,$C_{6\sim7}$后缘增生,椎间隙正常。印象:颈椎退行性变。揆度病机,证属气虚血瘀督脉筋肉。治以益气活血,通督柔筋。用补阳还五汤加味:当归10g,川芎10g,生黄芪30g,桃仁10g,赤芍12g,红花6g,炙甘草3g,炙地龙10g,骨碎补10g,金毛狗脊15g,补骨脂10g(杵),珍珠母30g(杵,先煎),8剂,水煎服。并辅以颈椎保健操。2月25日复诊:头昏头晕较前好转,颈肩痹痛亦减,守法继进原方25剂,头昏晕、颈肩痛基本消失。

按:本案患者年事已高,肾精虚衰,元气本亏,气虚血瘀督脉筋肉,以致颈椎骨质退变,而见颈肩痛、头晕诸症。故方以补阳还五汤益气活血,祛瘀通络,加补骨脂、金毛狗脊等味以补肾通督。俾元气得复,运血有权,肾充督通,筋肉得养,则头晕肩痹痛尽蠲。

3. 颈椎病(血虚寒滞筋肉)

范某,女,45岁。颈项拘急,牵痛放射至右肩臂,面白少华,脉细涩,舌质淡。经X线摄片确诊为颈椎病。方用当归15g,赤白芍各9g,细辛2g,炙甘草3g,木通10g,葛根30g,生姜2g,大枣10枚。服用5剂后,症情缓解,续以原方加乌梢蛇10g,连服20多剂而基本康复。

按:当归四逆汤,方由当归、桂枝、芍药、细辛、甘草、通草、大枣组成。《伤寒论》立证简要,指出"手足厥寒,脉细欲绝者,当归四逆汤主之"。个人体会,其适应证的病机要点是"血虚寒滞",应用指征应以"疼痛、麻痹、拘急"为主。曾用本方略事加减,治疗多例颈椎病属血虚寒滞筋肉者,均获得了较好的临床疗效。

十六、原发性坐骨神经痛以营卫亏虚为本风寒湿瘀为标

坐骨神经痛是由多种原因引起坐骨神经原发性或继发性损害所产生的一种沿坐骨神经通路及其分部区疼痛的临床综合征。其主要表现为循坐骨神经通路呈烧灼样痛或刺痛,于行动或夜间加重,受累关节局部无红肿热的炎症表现。根据病因可分为原发性和继发性两大类。本文主要讨论原发性坐骨神经痛的中医证治,至于由腰椎间盘突出、结核、脊椎肿瘤以及腰骶部软组织劳损等导致神经通路的邻近组织病变产生机械性压迫或粘连所引起的继发性坐骨神经痛不在讨论范围。

原发性坐骨神经痛的发病率较高,是腰腿痛的主要原因之一,在中医学中属"痹证"范畴。予以为原发性坐骨神经痛病之本在于营卫亏虚,病之标在于风寒湿侵,气血痹阻。《类证治裁》云:"诸痹……良由营卫先虚,腠理不密,风寒乘虚内袭,正气为邪所阻,不能宣行,因而留滞,气血凝滞,久而成痹。"所言"营卫先虚,腠理不密"从发病学角度强调了营卫亏虚为发病之本。《素问》云:"风寒湿三气杂至,合而为痹也。"《儒门事亲》谓:"此疾之作,多在四时阴雨之时,及三月九月,太阴寒水用事之月……或凝水之地,劳力之人辛苦过度,触冒风雨,寝处浸湿,痹从外入。"所论从病因学视角指出风寒湿侵为致病之因。《素问》云:"痹在于骨则重,在于脉则血凝而不流。"王清任明确指出"痹证有瘀血"(《医林改错》),这是从病机学层面强调瘀血为病机之要。因此,予主张治疗原发性坐骨神经痛以调补营卫、散寒除湿、祛风活血为大法。常用桂枝、白芍、炙甘草调和营卫,黄芪益气助卫,当归养血和营,细辛、独活合桂枝祛风散寒除湿,川牛膝合当归活血化瘀。临证对于寒湿偏重者,加制川乌、麻黄、生姜、红枣,如自拟方"川乌独活汤";对于肝肾不足者,加桑寄生、炒杜仲、大熟地等补益肝肾。

[验案实录]

1. 坐骨神经痛(营卫亏虚,寒湿瘀痹)

黄某,男,46岁。腰股酸痛连及右下肢痛胀酸麻2月余。曾被诊为"坐骨

神经痛",服用镇痛西药未效。刻诊:腰股酸痛延及右下肢痛胀酸麻,遇劳或感寒则疼痛加剧,痛如刀割针刺,下肢屈伸不利,不能行走久立,痛而肢凉,畏寒喜温。舌质淡红,苔白,脉象沉细。证由营卫亏虚、寒湿瘀痹所致,治宜调补营卫,祛寒除湿,温经通痹。方用自拟方"川乌独活汤"加减:制川乌10g,炙甘草6g,生姜4片,红枣(破)7枚(四味先煎),蜜炙麻黄4g,白芍10g,生黄芪15g,当归15g,桂枝6g,细辛4g,苍术10g,川独活10g,川牛膝10g,蜂蜜60ml(2次兑煎)。6剂。二诊:服上方3剂后,腰股腿痛即见缓解,6剂后痹痛基本控制。效不更方,复进10剂,腰股腿痛若失。

按: 本案乃因营卫先虚,劳后汗出涉水,感受寒湿之邪,着于经脉,气血阻滞,不通则痛。用自拟方"川乌独活汤"调补营卫,散寒除湿,温经通络。加苍术燥湿除痹。惟方中主药乌头虽长于温经祛寒燥湿镇痛,但其性毒烈,故遵仲圣乌头汤以蜜兑煎之法,并将其与炙草、生姜、红枣先煎,既利镇痛,又可制其毒性,亦是用方者不得不注意之一法也。

2. 坐骨神经痛(营卫肝肾俱虚,风寒湿瘀痹阻)

钱某,男,36岁。1982年7月20日初诊。患腰痛连及右下肢疼痛并酸胀麻木1年余。曾在某医院被诊为"坐骨神经痛",经用普鲁卡因封闭等治疗未效。刻诊:腰酸痛,左股疼痛,连及膝窝、小腿、足外踝,痛而酸胀麻木,畏寒喜温,过劳或阴雨天则腰腿痛甚,腿足无力,屈伸不利,步履维艰,头晕乏力,面色少华。舌质淡,苔薄白,脉沉细无力。证属营卫肝肾俱虚,风寒湿瘀腰膝。治宜调和营卫,补益肝肾,祛风寒湿,祛瘀通痹。处方:桂枝10g,白芍10g,炙甘草6g,生黄芪15g,党参10g,当归10g,川芎6g,细辛4g,独活10g,秦艽10g,川牛膝10g,桑寄生10g,大熟地10g,炒杜仲10g。5剂。

二诊:腰股膝窝、小腿疼痛明显减轻,步履较可,惟下肢酸胀麻木与前仿佛。守法参以活血通络之品,原方加红花6g、木瓜6g、制乳香6g、伸筋草10g。5剂。

三诊:腰腿疼痛酸胀麻木诸症好转,精神转爽,复以原方进退,续进20剂,腰腿痹痛诸症得蠲。

按: 腰为肾之府,膝乃筋之会。患者素体营卫亏虚,肝肾不足,风寒湿邪乘虚袭入,留着不去,气血阻滞,以致腰膝疼痛,酸胀麻木,伸屈不利。故方以芪、参、炙草、归、地、芍、芎、寄生、杜仲、牛膝补益营卫、肝肾之不足;以独活、秦艽、细辛、桂枝祛风寒湿邪,止痹痛;并益以红花、木瓜、乳香、伸筋草等活血通络之品,以助通络蠲痹之效。盖以邪去正安,经络气血得通,则腰腿痹痛诸症自愈。

十七、带状疱疹神经痛以祛毒通络为治疗要义

本人经验,带状疱疹多由肝经热毒或湿热火毒循经外溢引起,应尽早给予准确的辨证治疗,立法清肝解毒或清肝除湿,以祛除病邪,减少对机体的刺激和损伤,并在辨证论治原则的指导下,选择应用活血通络止痛药,如玄胡、桃仁、红花、乳香、没药、蜈蚣、全虫等,根据病情适当加入补虚扶正之品,如太子参、沙参、当归、甘草等,辨病选用一些现代药理实验证实有抗病毒效能的中药,如板蓝根、连翘、银花藤、蒲公英、生薏苡仁、白花蛇舌草等。总之,临床治疗要注意扶正祛邪,辨证与辨病相结合,才能缩短病程,减轻症状,减少并发症。

[验案实录]

1. 带状疱疹(热毒阻络,外干皮肤)

张某,女,23岁。2003年4月13日初诊。患右胁肋及背部疱疹伴剧烈疼痛5天。曾在某医院诊断为带状疱疹。经用吗啉胍、维生素 B₁、维生素 B₁₂ 及中药龙胆泻肝丸等治疗,效果欠佳。刻诊:皮疹发于右胁肋及背部,皮肤潮红,疱疹如粟,密集成群,俨然带状,疱壁紧张,并夹杂脓疱,灼热刺痛,痛楚难以言状,夜不成眠,心烦,口渴喜饮,小溲黄,大便干,3日未更衣。舌苔黄,质红,脉滑数。

证由热毒阻络,外干皮肤。治以清热解毒,通络止痛。方用普济消毒饮加减。

处方:黄芩10g,黄连6g,玄参15g,连翘15g,板蓝根15g,忍冬花藤25g,紫黄地丁各30g,生薏苡仁30g,白花蛇舌草30g,赤芍12g,蜈蚣1条,全蝎3g,生大黄10g(后下),甘草6g。4剂。外用青黛、蜂蜜调敷患处。

4月17日复诊:服方后大便畅解,疱疹渐消退,灼痛显减。复以前方去全蝎、蜈蚣,再进4剂,疱疹全部消退而获愈。

按:本案证由热毒蕴结络脉,外损皮肤所致。故用普济消毒饮加减,清热泻火以解其毒,活血通络以止其痛,标本兼顾,并结合外治,其效益彰。其中大黄泻火,有"釜底抽薪"之效;二虫(蜈蚣、全蝎)通络,有搜邪蠲痛之功。惟蜈蚣、全蝎,性均辛燥、有毒,只宜暂用,又常须与大黄、甘草同

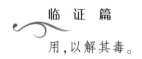

用,以解其毒。

2. 带状疱疹后遗神经痛(湿热毒瘀,阻滞络脉)

邵某,男,67岁。患者于1年前曾患右胸肋及背部病毒疱疹,经用西药吗啉胍、维生素 B_1、维生素 B_{12} 等治疗,10天后疹退痂落,局部遗留色素沉着。但此后经常反复发作锥刺样疼痛,每于劳累或感冒后加重发作。曾服用西药镇静剂及中药清热解毒剂,效均不佳。刻诊:患右胸肋及背部疼痛,如锥刺、火灼,阵发加重,而以夜间为甚,卧难着席,夜眠欠安,心烦,口苦口干,尿黄赤,大便难。舌质黯红,苔薄黄,脉弦数。辨证为湿热毒瘀,阻滞络脉。治以清热利湿解毒,理气活血通络。方用复元活血汤合柴胡疏肝散加减:春柴胡10g,赤芍10g,炒枳壳10g,醋香附10g,当归12g,桃仁10g,红花10g,制乳没各5g,忍冬花藤各15g,丝瓜络10g,黄芩10g,茵陈15g,生薏苡仁30g,白花蛇舌草30g,板蓝根30g,紫黄地丁各30g,北沙参15g,太子参15g,蜈蚣1条,全蝎3g,制大黄8g,甘草6g。4剂。二诊:服方后,右胸肋及背部疼痛大减,已能安卧,惟感全身瘙痒,余无不适。乃于前方去蜈蚣、全蝎。续进4剂而疼痛获蠲。

按:本案患者罹患带状疱疹,乃湿热毒邪,壅滞经脉,外损皮肤所致。余邪留连不去,络脉被阻,不通则痛,而致右胸肋及背部疼痛反复发作。即叶氏所谓"初病气结在经,久则血伤入脉"之病机。故以复元活血汤合柴胡疏肝散加减为治。方中用柴胡、香附、芍药、当归、桃、红、乳、没、丝瓜络等药,以疏肝理气,活血化瘀,以通络脉之瘀阻;忍冬花藤、茵陈、蛇舌草、薏苡仁、板蓝根、大黄、紫花地丁、蒲公英以清热利湿,泄火解毒,以清留连脉络之余邪,且忍冬藤又能通络;蜈蚣、全蝎,善能通络搜邪蠲痛;以老年体弱,又用太子参、北沙参以益气养阴扶正,且无甘温助火之弊。可见,治方药味虽多,但理法分明,多而不杂。祛邪与扶正并重,治标与治本同施,以使祛邪不伤正,扶正不碍邪,共奏祛邪扶正、通络止痛之效。又蜈蚣、全蝎,虽善镇痛,但均有毒,故只宜暂用,且常与大黄、甘草同用。

3. 带状疱疹后遗神经痛(热毒留连,壅滞络脉)

居某,女,32岁,农民。2003年9月23日初诊。患者于半年前患右侧胁肋腰背部带状疱疹,经治疗后皮疹消退,局部色素沉着,但其疼痛仍反复发作,如刺如灼,久治未愈。刻诊:1月来,右胁肋腰背部疼痛,反复发作,其痛如针刺,如火灼,痛楚不可言状,夜卧不宁,寝难成寐,心烦易躁,胸闷,纳差,小便黄,大便秘结,3日未解。舌苔黄薄腻,质偏暗,脉象滑数。属热毒留连,壅滞络脉。治以清热解毒,活血通络。方用仙方活命饮加减。处方:炮山甲10g(杵),皂针10g,制乳没各5g,赤芍12g,当归尾10g,天花粉15g,金银花25g,春柴胡10g,醋香附10g,枳壳10g,延胡索10g,桃仁10g,红花10g,蒲公英30g,生薏苡仁30g,白花蛇舌草30g,生大黄10g(后下),甘草6g,丝瓜络10g。5剂。

9月28日复诊:服方后右胁肋腰背部疼痛已减大半,夜能入眠。复以原方继进5剂,疼痛全除。观察2月,未见复发。

按: 本案患带状疱疹后,右胁肋腰背部疼痛,反复发作,如刺如灼。乃热毒之邪流连不去,壅滞络脉,不通则痛。故方以仙方活命饮加减,一以清留连之热毒,一以通络脉之壅滞,毒清络通,则痛自已。

十八、荨麻疹从过敏体质伏风郁热论治

荨麻疹,又名"风疹块",属于中医学"瘾疹""鬼风疙瘩"范畴。中医学传统认为,瘾疹的发病大多与以下因素有关:如素体禀赋不足,复感风寒、风热外邪客于肌表;或饮食不节,肠胃湿热,复感风邪郁于肌腠;或情志不畅,冲任失调,血虚生风,肌肤失养。其病机要点为外风客于肌表或内风郁于肌腠,一般急性荨麻疹多为实证,慢性荨麻疹多为虚证。治疗以祛风止痒为要务。无论是疏散外风还是平息内风,临床所见的事实是并不因风邪的祛除而根治本病。中西医共同面临如何预防荨麻疹的发生与如何减少荨麻疹的复发等难题。

予以为,荨麻疹的发生与素体禀赋不耐即过敏体质攸关,因此调理过敏体质是预防荨麻疹发生的治本之法。而荨麻疹的病机关键在于"伏风郁热",其病位可在卫分、气分甚至血分,诱因为外感风寒、风热或饮食不节、情志不畅等。治以搜风透邪、清热解郁为主旨,自拟"搜风清解汤"(蝉蜕、僵蚕、甘草)。考《本草求真》谓"蝉蜕之治皮肤瘾疹";《太平圣惠方》载:"治风遍身瘾疹,疼痛成疮。用白僵蚕焙令黄色,细研为末。用酒服之,立瘥。"《外科大成》以神仙换肌丸(僵蚕及蝉蜕为主药)治皮肤风热,痒不可忍者。《伤寒瘟疫条辨》所载升降散"以僵蚕为君,蝉蜕为臣,姜黄为佐,大黄为使,米酒为引,蜂蜜为导,六法俱备,而方乃成。僵蚕味辛苦气薄,喜燥恶湿,得天地清化之气,轻浮而升阳中之阳,故能胜风除湿,清热解郁……蝉蜕气寒无毒,味咸且苦,为清虚之

品,能祛风而胜湿,涤热而解毒……盖取僵蚕、蝉蜕,升阳中之清阳;姜黄、大黄,降阴中之浊阴,一升一降,内外通和,而杂气之流毒顿消矣"。予取僵蚕、蝉蜕两味虫药,其中僵蚕轻浮而升,清热解郁;蝉蜕更具轻灵之性,疏散热毒。两药合用,针对"伏风郁热"之病机,可发挥搜风透邪、散解郁热之效。现代药理也证实,蝉蜕还具有较好的抗过敏作用,对于过敏性荨麻疹用之颇宜。

予治疗荨麻疹常以"搜风清解汤"为主方,结合诱因和病位进行加减。如外感风邪、风寒、风湿而诱发,病位在卫分者,分别合用三拗汤、葛根汤、麻杏苡甘汤加减;风热壅表且热结肠胃,病位在卫分、气分者,合用防风通圣散加减;风湿或风热诱发,病位在卫分、血分者,合用升降散加减。关于卫营、卫血同病的诊治,叶天士《温热论·逆传入营》言:"前言辛凉散风,甘淡祛湿,若病仍不解,是渐欲入营也……如从风热陷入者,用犀角、竹叶之属……"吴鞠通《温病条辨·上焦篇》第16条曰:"太阴温病,不可发汗,发汗而汗不出者,必发斑疹,汗出过多者,必神昏谵语。发斑者,化斑汤主之;发疹者,银翘散去豆豉,加细生地、丹皮、大青叶,倍元参主之。"其在方论中注云:"加四物,取其清血热;去豆豉,畏其温也。"叶天士、吴鞠通重视卫营、卫血同治的理论药法由此可见。予治疗荨麻疹卫血同病者,常以蝉蜕、连翘与生地、丹皮、赤芍、紫草相配,疏风凉血,卫血同治。

[验案实录]

1. 荨麻疹(外风引动伏风郁热)

韩某,男,14岁。1979年2月8日初诊。患风疹块2年余,每于受风时辄易诱发。刻下:疹块布满全身,尤以上半身为甚,疹高皮肤,抚之碍手,而色淡红,瘙痒,咽喉痒痛,但不干燥,恶风,不发热,舌苔薄白,质淡红,脉浮。拟搜风透邪、散解郁热为治:麻黄6g,杏仁10g,蝉蜕10g,僵蚕10g,炙甘草6g。服方3剂,风疹消退而喉亦不痛,后亦未复发。

按:外风引动伏风郁热,则身痒而瘾疹;上于肺系则喉痒而痛。证由风邪为患而寒象不显,故于麻黄汤中去桂枝之辛温散寒,合"搜风清解汤"搜风透邪、散解郁热,变麻黄汤之辛温解表而为辛平宣肺消风之剂。所谓运用经方,应圆机活法,贵在变通。

2. 荨麻疹(风寒引动伏风郁热)

汪姓男,年十七。罹风疹数年,每遇受风寒或涉冷水即发。丘疹色淡红,伴有痒感,散布于全身,尤多见于四肢露风之皮肤面。或散在,或堆集,此起彼伏,反复发作,曾用西药马来酸氯苯那敏等治疗,半月未瘥。恶风寒,不发热,遍身小有疼痛不和,口不渴,脉浮,舌苔薄白,质淡红。辨证为风寒引动伏风郁热而发瘾疹身痒。拟搜风散寒、透解郁热为治:葛根12g,麻黄5g(先煎),桂枝5g,白芍12g,生甘草6g,僵蚕12g,蝉蜕9g,当归9g,防风9g,胡麻仁12g,九节菖蒲6g,生姜2片,红枣5枚(破)。服5剂,痒疹去。再以当归、胡麻仁、首乌等养血消风之品,以善其后。

按:本案为风寒引动伏风郁热,故以葛根汤发散风寒、调和营卫、解肌生津,"搜风清解汤"搜风透邪、散解郁热,加当归且白芍量重以养营,并参以祛风止痒之品。

3. 荨麻疹(风湿引动伏风郁热)

张姓,男,24岁,农民。初夏阴雨连绵,犹事勤劳田野,汗出当风,复被雨淋,遂罹痞瘰之疾,色红瘙痒,遍布全身,尤以上肢为多,身微热,且觉恶风,舌苔薄白,脉浮。医用苯海拉明等药,未效。辨证为风湿引动伏风郁热,故瘾疹而瘙痒,治宜微发其汗,疏风祛湿,透解郁热:麻黄5g,薏苡仁9g,甘草3g,蝉蜕9g,僵蚕9g,连服3剂,微微得汗,风湿解而瘾疹退。

按:本案为风湿之邪犯于肌表,其在皮者汗而发之,兼搜风透邪、散解郁热。

4. 荨麻疹(风热壅表,热结肠胃)

翁某,男,26岁,渔民。1989年4月15日初诊。患风疹块延经2月余,时隐时现,近数日加重发作,曾服西药(不详)及中药凉血消风之剂未效。刻下:风疹块迭出,色红隆起,连如云片,簇集成团,散布全身,尤以头面及上半身为甚,瘙痒异常,遇风益剧,几无宁日,甚则夜难入眠,身热目赤,烦躁,咽喉疼痛,咳嗽,口干欲饮,汗出甚少,大便干结,数日方一更衣,小溲偏黄。舌苔黄薄腻,质红而干,脉滑数。证属风热壅表,热结肠胃,表里俱病。拟祛风清热,通腑泻实为治。用防风通圣散加减。处方:防风10g,荆芥10g,麻黄4g,薄荷6g(后下),蝉蜕10g,僵蚕10g,黄芩10g,黄连5g,赤芍10g,连翘10g,甘草6g,桔梗10g,川芎6g,当归10g,生石膏30g(先煎),飞滑石15g(布包),生大黄10g(后下),玄明粉10g(冲)。2剂。服方得微汗,大便亦畅通,疹块瘙痒明显好转,续以原方去玄明粉,余减其制,续进5剂,疹块得散,瘙痒亦消失。嘱其慎起居,避风寒,慎食海鲜及辛辣食物,以防复

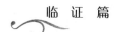

发。观察数月,未见荨麻疹再现。

按:本案所现脉症,显系风热邪壅于表,热结于里。故用防风通圣散合"搜风清解汤"加减,外则清散在表风热,内则清泄在里之热结。正如《疡医大全》论阳疹治法所说"必先清散风热于表,疏导积热于内,表里和解,以救炎炎之势"。以方药与证机相合,宜其能获桴鼓之效。

5. 荨麻疹(风湿血热,搏于肌腠)

祝某,女,44岁。1982年2月25日初诊。患全身风疹块反复发作2月余,曾用中西药治疗,效果欠佳。刻诊:全身皮肤瘙痒,瘾疹色红赤,簇集成片,灼热刺痒,肤肿,甚则搔起水疱,时出时消,日约四五潮,入暮瘙痒严重,心烦,口渴,大便不畅。舌苔微黄稍腻,质暗红,脉滑数。证属风湿血热,搏于肌腠。治以消风祛湿,凉血泻火。处方:蝉蜕10g,僵蚕10g,白蒺藜10g,生甘草5g,丹皮5g,生地15g,生大黄10g,紫草6g,连翘15g,赤芍10g,全蝎2g。3剂。

2月28日复诊:瘾疹渐消,赤色已褪,尚感瘙痒,但较轻。继以原方去连翘、白蒺藜,加重生地用量至30g。3剂。服后瘾疹全部消失告愈。

按:本案瘾疹,证由风湿血热、搏于肌腠所致。盖风邪胜则皮疹瘙痒异常,出没不定;湿邪胜则肤肿而搔见水疱;血热重则疹色赤而集如云起,灼热刺痒,入暮尤甚。故方以"搜风清解汤"加白蒺藜、丹皮、生地、紫草、连翘、赤芍、全蝎,消风祛湿,凉血泻火。服后见效,疹块渐消,尚有轻度瘙痒,则去连翘、白蒺藜,而重用生地,凉血以消风,是为善后之策。

十九、从湿热瘀毒蕴结血分论治痤疮

痤疮,属中医学"肺风粉刺"之疾。考其病机,常由湿热毒邪,蕴结血分,从孙络外发皮毛所致。予临证常参五味消毒饮、黄连解毒汤、犀角地黄汤合方而创制消痤饮,并结合应用自制解毒养颜胶囊,兼治痤疮继发凹凸不平之瘢痕和色素沉着。临床用之多验。

消痤饮方:天葵15g,紫黄地丁各25g,野菊花15g,金银花15g,黄连6g,黄柏10g,黄芩10g,栀子10g,水牛角片(先煎)30g,生地15g,赤芍12g,丹皮6g,连翘15g,生甘草6g。水煎服。

排毒养颜胶囊:西洋参50g,黄连15g,黄芩15g,制大黄15g,珍珠9g。共研粉,制胶囊。每服2g,一日3次,开水下。

以上二方对治疗湿热瘀毒蕴血分之痤疮,每获良效。

[验案实录]

曾治上海某师范大学一研究生,患痤疮 6 年,曾在沪数家名医院就医,久治未愈。以其疾之顽固并影响容貌,颇以为苦。诊见痤疮发于颜面前额、面颊及下颌部,丘疹、粉刺、结节、脓疱、囊肿,并形成窦道瘢痕疙瘩,凹凸不平,病损皮肤,时有灼痛感,于经前发作尤甚。诊断为聚合型痤疮。询其月经量少,色暗红,并夹有小瘀块。察其舌苔微黄而舌质暗红,诊得脉象滑而稍数。揆度病机,证由湿热蕴毒,搏结血分,由孙络外发皮毛所致。治以清热燥湿解毒,凉血散瘀,参以消肿散结。方用消痤饮(见前),加玄参 15g,炮山甲粉(冲服)2g。每日 1 剂,8 剂。并同时服用排毒养颜胶囊(见前)。每服 2g,一日 3 次。上方服后,痤疮明显好转,脓疱渐消,灼痛显减。继守原法,汤方与胶囊方并进,并随症略事加减。治疗 2 月余,痤疮得除,容貌亦恢复如往常,患者甚为欣悦。

按:上案聚合型痤疮,临床颇为难治。经用清热燥湿凉血散瘀之消痤饮,并排毒养颜胶囊,竟获效机。是知清热燥湿解毒凉血散瘀排毒养颜之方,对湿热毒邪蕴结血分之痤疮常为的对之方。

二十、崩漏治疗八法

崩漏,亦称"崩中漏下"。在妇科疾患中颇为常见。考其致病之由,原非一端。清·秦天一曾指出:"原其致病之由,有因冲任不能摄血者,有因肝不藏血者,有因脾不统血者,有因热在下焦迫血妄行者,有因元气大虚不能收敛其血者,又有瘀血内阻,新血不能归经而下者。"(《临证指南医案》)故其治法有清热凉血、补气摄血、活血化瘀等不同,不可执一法以统治崩漏。兹参考前人经验,结合个人临床体会,归纳治崩漏八法如下,以供参考。

1. 热者清之——清热固经

清热固经法,为崩漏血热者而设。血热妄行之症在崩漏中最为常见。素体阳盛,或阴虚火旺,或感受热邪,或嗜食辛辣,或七情过极,五志化火,热郁于内,损伤冲任,迫血妄行;或因怒伤肝,肝经火炽,血失所藏,均可致崩中漏下。其症为:月经先期量多,或经血暴下如注,血色深红,质稠,烦热,口渴,舌质红,苔薄黄,脉滑数有力。证由火热内扰而经血沸腾,故当清热凉血,使火平血静。

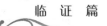

选方可用:固经丸(《医学入门》方);清热固经汤(《简明中医妇科学》方);治崩症极验方(《女科辑要》方)。

本法常用:黄芩、黄柏、知母、黄连,清热泻火;生地、丹皮、地骨皮、茜草、地榆,凉血止血,澄本清源;白芍、龟板、牡蛎、椿根皮、棕榈炭,固阴止血以塞流。其中丹皮、茜草凉血兼能散瘀,兼用香附以疏肝调气,使清热凉血止血而无瘀凝气滞之弊。

2. 寒者温之——温阳摄血

温阳摄血法为崩漏虚寒者而设。其证可由中阳素衰,或内伤生冷,或胞宫受寒,或久服寒凉致伤阳气,冲脉(气)不固而形成崩漏。症为:月经后期量多,崩漏下血,血色晦暗不鲜,或色淡、质清稀如水,少腹痛胀,喜温喜按,四肢不温,面色萎黄,舌淡苔白,脉沉细无力或迟。选方可用:附子理中汤(《阎氏小儿方论》方)、黄土汤(《金匮要略》方)和温经汤(《金匮要略》方)。

本法常用:灶心土、干姜、吴萸、艾叶,温阳祛寒,甚者加用附子温肾回阳;并常配用党参(气虚甚者用人参)、白术、炙甘草以益气摄血;干地黄、阿胶,补血止血,与阳药相配,刚柔相济,助阳而不伤阴;配乌贼骨、仙鹤草、三七,收敛止血;有时反佐一味性味苦寒且有止血作用的黄芩,以制干姜、附子辛热动血之弊,从而体现了反佐的配伍形式。

3. 虚者补之——培正固本

培正固本法,为崩漏气血阴阳虚衰者而设,其证多由劳倦内伤,思虑过极或房室不节等。治疗应分清气虚、血虚、阴虚、阳虚而分别治之,以培正固本。气虚可选用归脾汤(《济生方》方);气血两虚选用固本止崩汤(《傅青主女科》方);阴虚选用左归丸(《景岳全书》方);阳虚选用右归丸(《景岳全书》方)。

若因出血过多,血脱气竭者,急当用独参汤(《伤寒大全》方)以大补元气、固脱。所谓"有形之血,不能骤生,无形之气,所当急固"。亦可加用附子、龙骨、牡蛎,以增强其回阳固脱作用。若血虚阳浮,发热头痛者,可用当归补血汤(《内外伤辨惑论》方)。

本法常用:党参、黄芪、白术、炙甘草等,健脾益气(抢救虚脱则用人参,大补元气);地黄、白芍、何首乌、阿胶、当归等,养血和血(养血宜用熟地、白芍、当归,当归宜用归身;和血宜用当归、川芎,川芎为血中气药,主动、能行血中之气,对有血滞者方宜,故崩漏血虚者宜少用或不用。地黄、白芍是阴药,量宜重;当归、川芎是阳药,量宜轻);地黄、萸肉、二冬、女贞子、枸杞子、黄精、龟板,养阴填精;巴戟天、淫羊藿、菟丝子、杜仲、补骨脂、续断、鹿角(茸)等,以温补肾阳,并常根据不同情况分别配以温经止血,或凉血止血,或化瘀止血之品,如炮姜、灶心土、仙鹤草、莲房炭、旱莲草、大小蓟、茜草、三七等,以加强其止血功效。亦常配以理气之品,如香附(理气而不伤阴,有"香附为妇人仙药"之说)等,但用量宜小,以补而不滞。

4. 瘀者化之——化瘀归经

化瘀归经法,为崩漏血瘀者而设。即通过活血化瘀,以使离经之瘀血得化,新血得以归于正经,从而达到止血的目的。为治疗崩漏"通因通用"的特殊治法。崩漏因瘀血阻络而致者,临床亦所常见,经期产后瘀血未尽,感受外寒,或内伤生冷,或负重努伤,或因内挫,或因收涩不当,均可使血滞而为瘀。其症为漏下淋漓不止,或骤然下血甚多,色紫黑而有瘀块,少腹疼痛拒按(痛处固定不移,痛如针刺或锥刺),得下血块则疼痛暂减,舌边质紫或尖有瘀点,脉多沉涩。其证由瘀血阻滞经脉,恶血不去,新血难安,血不归经,则崩漏难止。故其治法,必须"决壅去滞,则血自归经矣"(施笠泽),宜"通因通用",以活血化瘀法治之,瘀去而血自归经,崩漏可愈。选方可用:桃红四物汤(《医宗金鉴》方);加味失笑散(验方:蒲黄、五灵脂、当归、赤芍、川芎、香附、血竭、茜草、益母草;或加刘寄奴、炒荆芥,为刘寄奴散);逐瘀止崩汤(《安徽中医验方选集》方)。

本法常用:当归、川芎、赤芍、三七、丹参、泽兰、益母草、川牛膝、续断、桃仁、生蒲黄、五灵脂、刘寄奴、制军炭等活血化瘀。其中三七、蒲黄、五灵脂,活血又能止血,丹参祛瘀又能生新,为临床所常用。并常配香附、青皮以调气(所谓"欲活其血,先调其气"),配乳香、没药、延胡索,活血理气止痛;配仙鹤草、藕节、大小蓟、茜草、阿胶、艾叶炭、乌贼骨,或龙骨、牡蛎,以凉血或温中,固涩止血,相反而相成。

5. 郁者调之——调肝理血

调肝理血法,为崩漏由肝气郁结、疏泄失常者而设。其证常由情志变动,郁怒伤肝,疏泄失常,气血失调,致成崩漏。症为:经事淋漓不断,时多时少,含有血丝血块,或暴下如注,血色黑紫,胸胁满,乳房作胀,善太息,少腹胀痛。头昏目眩,精神抑郁,多怒,脉弦。证由肝经疏泄失常,经事错行,应疏肝解郁,令其条达,使与血调和,崩漏可止。选方可用:养血平肝散(《张氏医通》方);百子附归丸(《医学入门》方)。若肝郁化火,兼见下血色红,口干口苦,脉弦数,苔薄黄,可用丹栀逍遥散(《内科摘要》方)。

本法常用:柴胡、香附、川芎、青皮、橘叶,疏肝解郁,条达肝木,以遂肝用;并常配以当归、白芍、地黄、首乌,滋养肝血,以补肝体;辅以白术、党参等,健脾扶土,防受木乘;仙鹤草、茜草根、旱莲草、蒲黄、地榆、阿胶,止血塞流,标本兼顾。

6. 陷者举之——升阳举陷

升阳举陷法,为崩漏脾虚气弱、血随气陷而下者所设。其症或因饥饱劳倦,或因思虑过极,或因努力负重,损伤脾气,脾虚气陷而致。症为:崩中漏下,血色浅淡而质清稀,气虚短气,心中空虚,少腹有下坠感,精神疲倦,谷食不香,大便溏,懒言,舌质淡,苔薄而润,脉虚大无力或细弱。故治疗必以甘温之药,温养脾胃,补益中气,升阳举陷,使脾气充而清阳复位,则崩漏可止。选方可用:补中益气汤(《脾胃论》方)(加仙鹤草、阿胶、艾叶炭、乌贼骨、龙骨、牡蛎);当归芍药汤(《张氏医通》方)。

若脾气虚陷,而兼郁热,症见崩漏不止,短气倦怠,身热,自汗,饮食少思者,可用升阳举经汤(《内外伤辨惑论》方)。

本法常用:黄芪、党参、白术、炙草,补益中气,其中黄芪既能补气,又能升举阳气;升麻、柴胡,升阳举陷,配以当归、白芍,养血和阴,可使补气升阳而不化燥耗血;兼以陈皮理气,使补气而无壅滞之弊。并常配以仙鹤草、茜草、阿胶、艾叶炭、乌贼骨、龙骨、牡蛎等止血固涩之品,用以增强其摄血止血之功效。

7. 损者固之——固摄冲任

固摄冲任法为崩漏日久,损伤冲任,血海不能固摄者而设。其证多由素体精气两亏,或因房劳过度,或因早婚多育,或因多次流产,冲任亏损,不能制约经血所致。其证于崩漏前每有腰酸膝软,带下如注等肝肾虚亏、冲任受损征兆。崩漏一旦发生,则经血如注,或淋漓缠绵不尽,色泽淡红而无瘀块,少腹痛喜按,腰痛如折,膝软无力,耳鸣目干,五心烦热,脉沉细尺弱或浮大无力,重按则空,舌质淡瘦。故治当填补精血(主要用血肉有情之品),滋养肝肾(因冲任二脉隶于肝肾),固涩冲任,冲任得固则崩漏可止。选方用:固冲汤(《医学衷中参西录》方);龟鹿二仙胶(《证治准绳》方);或安肾固冲汤(陈源生方:

龟板、鹿角、枸杞子、熟地、阿胶、鱼鳔、海螵蛸、龙骨、牡蛎）；鹿茸散（《证治准绳》方）。

本法常用：鹿角、鹿茸、龟板、阿胶、紫河车、地黄、萸肉、枸杞子、巴戟天、续断、天冬，填补精血，大补肝肾；或配以黄芪、白术，培补中气，甚则用人参大补元气，以充气血生化之源；配龙骨、牡蛎、乌贼骨、茜草、棕榈炭，以固冲涩血。

8. 流(滑)者塞(涩)之——塞流固涩

止血塞流，固涩滑脱法，为崩中暴下如注或漏下滑脱不禁者而设，亦是治疗崩漏的特殊方法。对于崩中暴下，出血量多，正虚较甚者，若不止其出血，则有可能发生气随血脱的危险。因此，在辨证治本的基础上，配以合适的止血方药，以控制出血；或崩漏日久不愈，已成滑脱不禁之势，在治本的同时，配以收涩固脱方药，以增强固护正气、摄纳阴血之力，是很必要的。其法虽属治标，若选方用药配伍合适，也有助于治本，故亦不容忽视。止血塞流方药的选用：一般是具有明显止血功效者，或炒炭用以增强止血作用者。古方有三灰散（《证治要诀》方）；五灰散（《万病回春》方）；七灰散《片玉新书》方）；十灰散（《证治准绳》方）等。固涩滑脱方药，一般取药味甘涩或酸涩，有收敛止血功效者。常用的有赤石脂禹余粮汤（《伤寒论》方）或加味赤石脂汤（陈源生方：前方加龙骨、牡蛎、党参、黄芪）。

本法虽属治标，但在选用具体药味时，仍须遵循辨证论治的原则。主要根据药物寒热补泻的属性，在温寒清热补虚泻实的原则下运用。有时也有作为反佐，或只取其止血作用的。常用的止血药物中，属寒(凉)性者有：地榆、侧柏叶、血见愁(海蚌含珠)、旱莲草、茜草根、牛耳大黄、羊蹄根、大小蓟、鲜生地、荠菜、胭脂花、美人蕉根；属热(温)性者有：艾叶、炮姜、三七、乌贼骨、牛角鳃、灶心土、莲房炭；属平性者有：阿胶、鱼鳔胶、仙鹤草、血余炭、棕榈炭、藕节炭、乌梅等。其中止血又具滋养阴血作用者有阿胶、鱼鳔胶，对于阴血虚少者尤其宜；止血而又能活血化瘀者有三七、茜草根、血余炭、蒲黄等，止血而无留瘀之弊，有瘀者亦可用。属于收敛固脱者有乌贼骨、龙骨、牡蛎、莲房炭、棕榈炭、乌梅、赤石脂、禹余粮等。前贤张锡纯氏盛赞龙骨、牡蛎功效，称"二药为收涩之品，而兼具开通之力"，有涩血养益之效，无留邪伤正之弊。海螵蛸(乌贼骨)收涩、活血兼备，涩血而不致瘀。均为临床所喜用。赤石脂、禹余粮的固涩滑脱功效，古人亦颇推崇，有"下焦有病人难会，须用余粮赤石脂"之说(见《本草

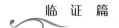
纲目》)。但对久病无瘀者较宜。

[验案实录]

1. 崩漏(阴虚血热,兼夹瘀滞)

何某,女,30岁。1983年8月24日初诊。患月经淋漓不断2旬余。刻诊:下血淋漓不止,血色鲜红,质稠,夹有少量瘀块,甚或下血如注,手足心热,头晕耳鸣。舌质红,苔薄,脉细数。辨证为阴虚血热,兼夹瘀滞。治以养阴清热固经,参以化瘀。方用清热固经汤加减:大生地30g,龟板(杵,先煎)15g,白芍12g,阿胶(烊化)15g,黄芩10g,黄柏10g,栀子炭10g,椿根皮15g,棕榈炭10g,仙鹤草30g,白参(另煨,兑服)10g,参三七粉3g(2次冲)。2剂。二诊:下血已止,效不更方。原方3剂,续服。

按:《内经》云"阴虚阳搏谓之崩",本案崩漏由阴虚血热迫血妄行所致。故方以养阴以治本,清热固经以治标,标本兼顾。然兼夹血瘀,则又选用长于止血又能化瘀之三七以佐之,使血止无留瘀之弊,化瘀无动血之虞。

2. 功能失调性子宫出血(阴虚火旺,热扰血海)

沈某,女,年四旬外,患功能失调性子宫出血反复发作年余,久治乏效。就诊时,经事旬日未净,出血量多,血色鲜红,质稠而黏,伴有心烦、失眠、潮热、头晕耳鸣、咽干口渴、小便黄、大便干。舌质红,苔薄黄,脉细数。考之《素问》云"年四十而阴气自半",证由阴虚火旺、热扰血海所致。治当澄源节流,养阴降火,凉血固冲,标本兼顾,庶可望其获效。方疏黄连阿胶汤加味:黄连5g,阿胶(烊化)20g,黄芩15g,白芍、生地各30g,地骨皮10g,生龟板(杵)、生牡蛎(先煎)各30g,鸡子黄(冲)1枚。服方5剂,果血止而神爽。复以原方小其制,续服5剂,以巩固疗效。后每月事来潮时,守法随证进退,服方数剂。前后治疗3月,经行如常。

按:黄连阿胶汤功效为泻火与滋阴两个方面。若能善于加减化裁,可收镇静安神、抗心律失常、抗结核、收敛止血等功效,可拓展用于治疗神经官能症、高血压、心律失常、肺结核、功能失调性子宫出血等病症。临证谨守阴虚火旺、心肾不交之病机,掌握心烦不得眠、咽干口燥、舌红苔少或黄、脉沉细数等主症主脉,投之无不中的。亦可见应用经方全在识病辨证、审因察机、掌握方理药理、善于加减化裁耳。

3. 功能失调性子宫出血(脾阳衰微,摄血无权)

患者,女,47岁。素体瘦弱,1年来月经失调,或漏或崩,经妇科检查,诊为功能失调性子宫出血。经用黄体酮等药,效不甚显。近1月来,经行淋漓不断,甚见暴下如崩,血色暗淡不鲜,兼眩晕、心悸、乏力、口和、纳少、肢冷便溏,唇淡无华,舌淡苔白,脉沉细。阅前医诸方,或清热固经、或滋阴益肾,崩漏未止。证属脾阳衰微,摄血无权,遂予理中汤加味,以温阳健脾,益气统血。方用:炒白术10g、炮姜炭10g、炙甘草5g、黑附块6g、红参10g(另煨,兑冲)、阿胶15g(烊化)、黄芪30g、当归炭10g、炒白芍10g、艾叶炭10g、仙鹤草30g。煎服3剂而下血即止。继以归脾汤调理善后。

按:张景岳说:"中气虚寒,则不能收摄而注陷于下。"本案之崩漏显系脾阳虚衰,气不摄血,冲任失固所致。故予理中汤加味,以扶阳为主,兼顾其阴;澄源为主,兼塞其流,而病去霍然。

4. 产后下血(脾气亏损,血失所统)

李某,女,26岁。1976年4月20日初诊。患产后下血淋漓不止近2月。曾用麦角、仙鹤草色素注射液等药及中药生化汤未效。刻诊:产后下血,淋漓不止,甚或量多如崩,色淡红而质稀,少腹不痛而感下坠,体倦神疲,面色无华。舌质淡,苔少,脉弱。辨证为脾气亏损,血失所统。治以益气健脾,养血止血。方用归脾汤加减:红参(另煨,兑服)30g,党参30g,炒白术10g,蜜炙黄芪30g,当归身10g,炙甘草6g,广木香(后下)3g,仙鹤草30g,阿胶(烊化)15g,桂圆肉15g,生姜2片,红枣(破)7枚。2剂。服方1剂后下血明显减少,再剂而全止。

按:考本案致病之由,盖缘劳倦思虑,损伤脾气,脾失统血,而致产后下血淋漓不断,甚或暴下如崩。故方用参、芪、术、草,尤其是参之用量较大,补气健脾;归身、桂圆、阿胶、仙鹤草养血止血。合而用之,以使血有所统,血有所复。木香"香先入脾,总欲使血归于脾"(清·林珮琴);大枣、生姜则为养营调中之用。如是则脾能统血,气能摄血,下血自能获止。

二十一、调冲消癥方治疗多囊卵巢综合征

多囊卵巢综合征,临床较常见亦较难治之病。单纯从痰从瘀从虚论治,效果均不甚理想。据其所现证候,每多虚实夹杂,从肾元冲任亏损、痰瘀阻滞胞脉立论,用调冲消癥方治疗,获效尚称满意。兹介绍经验于后,供临证参考。

组成:柏子仁(杵)15g,熟地黄15g,怀牛膝15g,续断13g,泽兰10g,卷柏

10g,当归 15g,川芎 10g,覆盆子 15g,葛根 15g,女贞子(杵)25g,菟丝子 15g,鹿角胶(研冲)15g,莪术 15g,生黄芪 15g,桂枝 10g,茯苓 15g,桃仁 10g,赤芍 12g,丹皮 10g,生姜 3 片,红枣(破)7 枚。水煎服,每日 1 剂。多囊卵巢,日久难消者,加王不留行(杵)15g,炮山甲粉(研冲)6g。月经迟滞者,加刘寄奴 15g,益母草 15g,鸡血藤 15g,红花 10g。另人参 100g,紫河车 100g,研粉,装胶囊,每服 3g,一日 3 次,开水下。配合服用鳖甲煎丸,每服 6g,一日 2 次,开水下。

功用:调补肾元冲任,消癥散结。

主治:多囊卵巢综合征,症见月经稀发,月经后期,量少,甚至闭经。并见多毛,痤疮,肥胖,婚久不孕。或见腰膝酸软,少腹有冷感,性欲缺乏,子宫偏小等症。舌质淡暗,或有瘀点,脉象沉细或细滑者。

多囊卵巢综合征,临床常见月经稀发或闭经、多毛、痤疮、肥胖、不育等症。为妇科常见而又难治之疾。考其病机,常由肾元冲任亏损、痰湿瘀血阻滞胞脉所致,证候虚实互见。是以立方之旨,在于调补肾元冲任,化痰利湿祛瘀,疏通胞脉。本方悉遵此治则,以柏子仁丸合桂枝茯苓丸二方加味,消补兼施。方以柏子仁、熟地黄、怀牛膝、续断、泽兰、卷柏,养血益阴,补肝肾,益冲任,养血活血而通经;桂枝、茯苓、桃仁、芍药、丹皮,化痰利湿,活血消癥。加覆盆子、葛根、女贞子、菟丝子、人参、紫河车、鹿角胶,补肾气,调冲任,以振奋卵巢功能。莪术配黄芪,化瘀消癥而不伤正气。王不留行、炮山甲通经络而长于散结。刘寄奴、益母草、川芎、鸡血藤、红花,活血而善于调经。合以鳖甲煎丸,祛瘀化痰,消散癥结。共奏肾气复,冲任调,癥结散,而获卵巢多囊病理改变逆转之效。又鳖甲煎丸、大黄䗪虫丸,均有祛瘀通经功效,经验上,鳖甲煎丸长于消癥散结,而大黄䗪虫丸长于祛瘀通经,故治本病常选用鳖甲煎丸配合用之。

[验案实录]

管某,女,24 岁。2015 年 7 月 16 日初诊。患月经稀发,渐至停经 2 年余。曾在某医院诊断为多囊卵巢综合征。经用黄体酮等药,亦仅获近期疗效。刻诊:月经闭止 2 年,少腹时有坠胀感,腰痛连尻,腰膝酸软,全身乏力,脉细,舌质淡暗,苔白薄。查腹部彩超示:子宫大小 42mm×37mm×26mm,后倾位,内膜线居中,厚约 5mm。右侧卵巢大小 42mm×24mm×24mm,左侧卵巢大小 39mm×21mm,双侧卵巢内多个 6~8mm 的无回声区。双侧附件未见明显肿块。提示:

双侧卵巢多囊改变。辨证审机,证由肾元冲任亏损,痰湿瘀阻胞脉所致。治以调补肾元冲任,消癥调经。方用调冲消癥方加减:柏子仁(杵)15g,熟地黄15g,怀牛膝15g,续断15g,泽兰10g,卷柏10g,鹿角胶(研冲)15g,菟丝子15g、女贞子(杵)25g,当归10g,醋香附10g,覆盆子15g,葛根15g,桂枝10g,茯苓15g,桃仁10g,赤芍12g,丹皮10g,月月红5朵。6剂。另人参、紫河车各50g,研粉,装胶囊,每服3g,一日3次,开水下。另鳖甲煎丸,每服6g,一日2次,开水下。

7月29日复诊:服方后无任何不适,但月经尚未来潮,守法增进。原方加刘寄奴15g,通草10g,王不留行15g。人参紫河车胶囊、鳖甲煎丸并同时服用。

8月8日三诊:月经未来潮。上方加莪术15g、生黄芪15g。8剂。人参紫河车胶囊并鳖甲煎丸续服。

8月18日四诊:上方服后,月经依然未来潮,守法续进。上方8剂。并同时服用人参紫河车胶囊、鳖甲煎丸。

8月25日五诊:上方服后,月经已来潮,量色如往常,再以前方随症略事加减,续服8剂。后以调补冲任方:当归、菟丝子、人参、紫河车、女贞子、鹿角胶各50g。制胶囊,每服2g,一日3次。并合用鳖甲煎丸,以善其后。10月5日复查,腹部彩超示:子宫双侧附件未见明显异常。

按:《内经·素问》云:"女子七岁,肾气盛,齿更发长。二七而天癸至,任脉通,太冲脉盛,月事以时下。"又云:"月事不来者,胞脉闭也。"该案证由肾元冲任亏损,天癸乏源,加之痰湿瘀阻胞脉,致令月事不行。是以肾元冲任亏损为本,痰湿瘀阻胞脉为标。证属本虚标实。治法应调补肾元冲任以治其本;化痰利湿,消癥通经,以治其标。故方用柏子仁丸加人参、紫河车等味,调补肾元冲任;桂枝茯苓丸合莪芪等品,并结合鳖甲煎丸,以化痰利湿,祛痰消癥。治本与治标并重,补肾与消癥同施。治疗中并随症加减用药,以期曲应证情。以方药与病机证候合拍,是以获效亦佳。经验上覆盆子、葛根似有改善卵巢功能之效,亦为临床所常用。

二十二、益肾调冲任治不孕症

凡育龄妇女,其配偶生殖功能正常,同居2年以上,且未采取避孕措施而未受孕者,或曾经受孕而2年又不孕者,称为不孕症(前者称为原发性不孕,后者称为继发性不孕）。远自《内经》即有谓之"其女子不孕"。《备急千金要方》称之为"全无子"，又称"断绪"。并指出"凡人无子"之后果，有"绝嗣之殃"。中医早就认识到人之生殖功能在于肾气、天癸、男精女血。肾主冲任，冲为血海，任主胞胎。《内经》谓："女子七岁，肾气盛，齿更发长。二七而天癸至，任脉通，太冲脉盛，月事以时下，故有子。"若肾气虚，冲任失调，则不能受孕，曾如《圣济总录》谓"女子所以无子者，冲任不足，肾气虚寒也"。予临证尝以益肾元、调冲任为主法，治疗不孕症，诸如宫体发育不良、内分泌、卵巢功能低下、输卵管炎症、输卵管通而不畅、宫腔粘连、黄酮低下、抗精抗体阳性等所致不孕症者，悉以此为主法，并随病随证组方用药，每获良效。现分述于下：

[验案实录]

1. 子宫发育不良，内分泌功能失调不孕症（肾元亏虚，冲任失养）

患者郑某，女，24 岁，2016 年 6 月 2 日诊，婚后 2 年未孕，曾在某医院妇科诊治，查阴道超声示：子宫后位，宫体大小为 37mm×30mm×17mm，形态规则，肌层光点回声均匀，内膜线居中，厚 4mm，A 型。血清激素 6 项：孕酮 1.44nmol/L，泌乳素 24.01ng/ml，睾酮 2.04nmol/L，促黄体生成素 13.94IU/L，卵泡刺激素 6.63IU/L，雌二醇 351.60pmol/L。诊断为：子宫发育不良，内分泌功能失调。刻诊：月经量少，色淡，并有小瘀块，刻下已 2 月未至，少腹时感痛胀，并腰部酸痛，神疲乏力，脉细，舌质淡红，苔少。考其病机，证由肾元亏虚，冲任失养，议从本治，用毓麟膏方：

阿胶 200g，鹿角胶 200g，龟板胶 200g，紫河车 200g（上四味研粉，后纳），白参 200g，当归 200g，熟地黄 200g，川芎 50g，白芍 120g，枸杞子 200g，党参 120g，紫丹参 120g，菟丝子 200g，旱莲草 200g，女贞子 400g，茯苓 120g，白术 120g，炙甘草 40g，葛根 200g，覆盆子（杵）200g，炒枣仁（杵）200g，醋香附 120g，陈皮 60g，砂仁（后下）40g。如法共熬，以蜂蜜 2 000g 收膏（低温贮藏）。分 2 月服，一日 2 次，开水调服。服膏方 2 月后月经即调，按月而至，量色正常。其后喜获一子。

2. 多囊卵巢综合征不孕症（肾冲亏损，痰湿瘀阻胞脉）

徐某，女，26 岁，小学教师，2011 年 6 月 25 日初诊。婚后 6 年未孕（其夫精液检查正常），月经愆期，服用黄体酮、炔雌醇环丙孕酮片，月经始至，经妇科并做阴道超声等检查，诊断为多囊卵巢综合征。刻诊：月经量少并愆期，3 月未至,体肥,多毛,腰酸痛,疲乏无力,脉弦,舌质暗红,苔少。辨证审机,诊为肾冲亏损,痰湿瘀阻胞脉。治以调补肾气冲任、祛瘀化痰散结之法。方用调补冲任方合桂枝茯苓丸加味:桂枝10g,茯苓10g,桃仁10g,赤芍12g,丹皮10g,当归10g,川芎10g,熟地黄15g,益母草10g,醋香附10g,怀牛膝15g,续断10g,泽兰10g,月月红5朵。8剂。另用红参30g,鹿角胶30g,紫河车30g,菟丝子30g,当归30g,砂仁15g,制胶囊,每服3g,一日3次,开水下。

7月6日二诊:月经愆期未至,守法增进,原方再进8剂,加用大黄蛰虫丸2盒。每服3g,一日2次,开水下。

7月15日三诊:月经已至,量少,色暗,脉偏细。议从本治,调补肾元冲任,兼顾祛邪,消癥散结。采用膏方:阿胶200g,鹿角胶200g,龟板胶200g,紫河车粉300g(四味后纳),菟丝子300g,当归300g,熟地黄300g,川芎60g,白芍200g,枸杞子300g,党参200g,炒枣仁(杵)200g,丹参200g,益智仁100g,木香100g,砂仁60g(二味后下),醋香附200g,陈皮(后下)60g。如法共熬,以蜂蜜2 000g收膏。分2月服,一日2次,开水调服。另桂枝茯苓胶囊4盒,每服4粒,一日3次,开水下。上方服后,月经渐调如常人,后并获怀孕之喜。

3. 输卵管炎症不孕症(肾元冲任亏虚,湿热毒邪瘀滞脉络)

患者卢某,女,29岁,2014年8月17日初诊,婚后同居6年未孕(其夫健康无病),曾遍治于扬州、上海等医院,未获效机。诊断为输卵管炎症。左侧输卵管极不通畅,右侧输卵管通而不畅,并盆腔粘连。刻诊:月经量少,色紫暗夹瘀块,少腹胀痛,不喜手按,腰背酸痛,平时带下色黄而黏,并有臭气。舌质暗红,边有紫气,苔薄黄,脉弦数。考其病机,证由肾元冲任亏虚,湿热毒邪瘀滞脉络。治以益肾元,调冲任,清化解毒,祛瘀通络,方用当归10g,赤白芍各10g,红藤25g,败酱草15g,生薏苡仁25g,春柴胡10g,紫黄地丁各25g,人参10g,鹿角胶(研冲)10g,炮山甲粉(冲服)6g,菟丝子15g,女贞子15g。6剂。另桂枝茯苓胶囊2盒。每服4粒,一日3次,开水下。

8月24日二诊:少腹胀痛诸症好转。原方加桂枝10g,茯苓15g,桃仁10g,赤芍10g,丹皮8g,天仙藤12g,丝瓜络5g,柴胡改为5g。续进6剂。另调补冲任胶囊方:紫河车40g,人参40g,鹿角胶40g,菟丝子40g,当归40g,砂仁15g。制胶囊,每服3g,一日3次,开水服。

8月31日三诊:少腹胀痛诸症向安。再拟补肾调冲任消癥通络之剂,以善其后。方用:当归 10g,白芍 10g,川芎 10g,熟地 15g,鸡血藤 15g,醋香附 10g,党参 10g,菟丝子 15g,女贞子(杵)15g,续断 15g,炒杜仲 15g,覆盆子 15g,葛根 15g,威灵仙 15g,石见穿 15g,桂枝 10g,茯苓 15g,桃仁 15g,赤芍 12g,丹皮 10g,王不留行 15g,木香(后下)10g。再进 10 剂。并前胶囊方 1 料,每服 3g,一日 3 次,开水下。

其后停经后,查尿妊娠试验(阳性),已获麟趾之喜。

4. 卵巢功能障碍不孕症(肾虚冲任亏损,痰湿瘀阻胞脉)

刘某,女,28 岁,2016 年 12 月 31 初诊。婚后多年未孕,现停经近半年。曾在某妇科医院查治,经阴道超声等有关检查,诊断为无排卵、多囊卵巢、子宫小肌瘤、闭经。经用西药治疗,效不理想。刻诊:月经愆期,近半年未至,少腹痛胀,腰背酸痛,面色无华。舌质暗,边有紫气,脉细。辨证为肾虚冲任亏损,痰湿瘀阻胞脉。治以补肾元,调冲任,利湿化痰,消癥通络。消补兼施,标本同治。方用调补冲任方合桂枝茯苓丸加味,桂枝 10g,茯苓 15g,桃仁 10g,赤芍 12g,丹皮 10g,莪术 15g,生黄芪 15g,当归 10g,川牛膝 15g,红花 6g,泽兰 15g,刘寄奴 15g,王不留行(杵)15g,威灵仙 15g,皂针 10g,菟丝子 15g,覆盆子(杵)15g,葛根 15g,女贞子(杵)25g,月月红 5 朵。8 剂,另用人参 50g,紫河车 50g,鹿角胶 50g,炮山甲 50g。研粉,装胶囊,每服 3g,一日 3 次,开水下。另鳖甲煎丸 4 瓶,每服 6g,一日 2 次,开水下。并配服膏方:制黄精 200g,熟地 200g,山药 200g,覆盆子(杵)200g,山萸肉 150g,龟板胶 200g,紫河车粉 200g,鹿角胶 200g,阿胶 200g(四味后纳),女贞子 400g,菟丝子 250g,陈皮(后下)80g,炒杜仲 150g,补骨脂(杵)150g,当归 200g,川芎 80g,白芍 200g,丹参 120g,鸡血藤 300g,益母草 200g,枸杞子 200g,旱莲草 200g,葛根 200g,醋香附 120g,桂枝 200g,桃仁 200g,丹皮 200g,茯苓 300g,莪术 200g,黄芪 200g。如法共熬,以蜂蜜 2 000g 收膏。分 2 月服,一日 2 次,开水调服。

2017 年 1 月 8 日二诊:月经已至,量尚少,色暗。上方加阿胶(研冲)15g,白芍 10g。续进 8 剂。

1 月 18 日三诊:查阴道超声示卵巢多囊已除,尚有子宫小肌瘤。遂于原方中加炮山甲粉(冲)6g,石见穿 15g,川芎 10g。再进 12 剂。

2 月 8 日四诊:月经已至,色红,量如往常。予益肾调冲任养血调经之方,以善其后。方疏:当归 10g,白芍 10g,川芎 10g,熟地黄 15g,鸡血藤 15g,醋香附

10g,丹沙参各 15g,党参 15g,益母草 15g,菟丝子 15g,续断 15g,炒杜仲 15g,覆盆子(杵)15g,葛根 15g,生姜 3 片,红枣(破)7 枚。再进 8 剂。

于 2017 年 3 月 31 日,停经后查尿妊娠试验(+),获孕。

5. 免疫性不孕(肾元冲任亏损,气血两虚)

谈某,女,27 岁,苏州人。2010 年 1 月 27 日初诊。婚后多年未孕,曾在多家医院诊治,查抗精抗体阳性,诊为免疫性不孕症,以治疗乏效而求治。刻诊:婚久未孕,心情郁闷。月经量少,色淡不鲜,少腹时感疼痛,腰膝酸痛明显,畏寒畏热,全身乏力,头昏,面色无华,形瘦,脉细,舌质淡红,苔少。揆度病机,证由肾元冲任亏损,气血两虚。议以调补肾元冲任,益气养血为治。方疏三胶八珍汤(自拟方)加味,并改作膏方:龟板胶 150g,鹿角胶 150g,阿胶 150g,党参150g,炒白术 150g,茯苓 150g,炙甘草 60g,当归 150g,白芍 150g,川芎 60g,熟地黄 150g,山药 150g,黄芪 150g,炒杜仲 150g,女贞子 150g,旱莲草 150g,枸杞子150g,醋香附 150g,木香(后下)60g,砂仁(后下)60g,陈皮(后下)60g。如法共熬,以蜂蜜适量收膏。分 2 月服,一日 2 次,开水调服。进膏方服完后,竟获麟趾之喜。

按:以上五例不孕症,均从补益肾元冲任为治而获效。

例 1 为子宫发育不良,卵巢功能低下,治以毓麟膏方滋肾益精,调补冲任而获效。方中人参、紫河车、鹿角胶、菟丝子、覆盆子、葛根,对促进子宫发育,提高卵巢功能,经验上有效,均为临证所赏用。

例 2 为多囊卵巢综合征所致不孕。病由肾元冲任本虚、痰湿瘀阻脉络所致。故方拟调补肾元冲任消癥方为治。其中以人参、鹿角胶、紫河车、菟丝子等调补肾元冲任,以桂枝、茯苓、莪术等消癥散结,寓消于补,消补兼施。使多囊去而月经调,竟获怀孕之效。

例 3 为输卵管炎症致输卵管闭塞不孕症。证由肾元冲任本虚,湿热毒邪瘀阻脉络所致。故方用人参、紫河车、鹿角胶、菟丝子等调补肾元冲任;桂枝茯苓丸等以化瘀利湿,消癥通络;红藤、败酱草、生薏苡仁、紫黄地丁等以清化解毒;炮山甲、威灵仙、王不留行以通络化瘀,为治输卵管闭塞者所常用。如是,标本同治,消补兼施,方克效机。

例 4 为卵巢功能障碍性不孕症。无排卵、多囊卵巢、子宫小肌瘤、闭经。当属虚劳——肾元冲任亏损积聚癥瘕之病,其病机特点为本虚而标实。故治疗常须标本兼顾,益肾元调冲任与消癥散结、祛瘀通络之方药并用,获效乃佳。

对于卵巢功能障碍及早衰者，予则常以制黄精、覆盆子、葛根、菟丝子主之，益坤膏并随症加减，其中对于癥积须消散者，方中除用桂枝茯苓方药外，常用莪术并配黄芪，消癥散结亦效。惟于经行量素多者，莪术则不宜用。亦是经验之谈。

例5为免疫性不孕症，该病临床并不少见，从其对疾病史的认识而言，为近年医学发展之新发现，亦是中医临证遇到的新课题，治疗上尚乏成法可循。予常以中医理论体系为指导原则，从辨证审机出发，认为本案之病机为肾元冲任亏损，气血两虚。予以补肾元、益冲任，调补气血之三胶八珍汤（自拟方）而致效。本方对抗精抗体阳性似有作用，尚待继续深入研究，以俾有益于丰富中医诊疗学术内容。姑录之，以备参考。

二十三、急症下法用承气

对于诸多危急重症，辨证审机须细，用方投药要准，救危起效求速。在辨证的同时结合辨病，尽快明确诊断，针对病因治疗。承气汤方在治疗急症如肺炎高热、中风神昏、乙型脑炎抽搐、急性菌痢厥逆、尿毒症、重症肝炎、高血压危象等有阳明腑证者，径投承气汤方通腑泄热，得便通则热降神清；因血热妄行，致不同部位出血者，大黄配伍应用，泻火凉血散瘀，使火平血止。

予在临床上，对于大叶性肺炎等肺系感染性疾病在高热、咳喘同时伴有便秘者，基于肺与大肠相表里的理论及《温病条辨》"阳明温病，下之不通……喘促不宁，痰涎壅滞，右寸实大，肺气不降者，宣白承气汤主之"，用宣白承气汤宣肺通腑，脏腑合治，常因腑气得通而痰热得泄，则高热、咳喘诸症自能缓解，此方变通活用于内伤杂病属于肺壅肠实者亦可获效。

朱丹溪在《丹溪心法》中论述到"中风大率主血虚有痰，治痰为先……"，从而提出了"痰热生风"的理论。华佗《中藏经》中载有"人病中风偏枯，其脉数，而面干黑黧，手足不遂，语言謇涩，治之奈何？在上则吐之，在中则泻之……泻谓通其塞也，补谓益其不足也"，明确指出了中风病可用通泻的方法救治。刘河间在《素问病机气宜保命集·中风论》中也提出"中脏者，唇吻不收，舌不转而失音，鼻不闻香臭，耳聋而眼瞀，大小便秘结……若忽中脏者，则大便多秘涩，宜以三化汤通其滞"。对于中风神志昏迷，见里实证，且血压高者，用菖蒌承气汤（大承气汤去厚朴，加菖蒲、远志、全瓜蒌、橘红、郁金、生石蟹、川牛膝)有通腑宣窍、清化热痰的功效。

温热病若由于阳明腑实热结,引动肝风者,以承气汤攻逐实热,常可获邪热得泄而痉止之效。余治"乙脑"抽搐,见里实热证,尝以承气汤加祛热息风之品,每多应手。

"下利谵语,脉沉有力,为有燥屎,急当下之,大承气汤。"(《伤寒六书》),大承气汤峻下热结,荡涤肠胃,用治中毒性菌痢见热结旁流、热厥者,分别取"通因通用""寒因寒用"之义,属反治法。

根据《灵枢·本输》篇中"三焦者……实则闭癃……闭癃则泻之"和《景岳全书》中所阐述的"大小便俱不通者,必先通其大便,则小便自通矣"。尿毒症癃闭,属脾肾阳虚、湿浊中阻、腑气闭者,治当温补阳气,通腑泄浊。盖阳虚非温不补,浊邪非泄不除。可用附子汤合小承气汤,以温阳泄浊,降逆和中。大便得下,尿闭亦可通。

对于邪陷心包兼有腑实之急黄昏闭,仿《温病条辨·中焦篇》治"阳明温病,下之不通……邪闭心包,神昏舌短,内窍不通,饮不解渴者"用牛黄承气汤法,清心开窍,泄火通便。

高血压患者,血气上壅清窍,常可出现剧烈头痛、眩晕、呕吐、脉实血实的危象。用一般平肝潜阳的药物,常无济于事。用桃核承气汤去桂枝,参以潜降之品如石蟹、牛膝等,导血压下降,则可缓解上述诸症。

《血证论》认为:"心为君火,化生血液……火升故血升,火降即血降也。知血生于火,火主于心,则知泻心即是泻火,泻火即是止血。"治疗以吐血、衄血、咯血等上部出血为特征的疾病,如上消化道出血、支气管扩张出血、肺结核空洞咯血、颅内出血、鼻出血等,单味大黄或配黄芩、黄连,方如泻心汤,是止血有效配方,如《金匮要略》所云:"吐血、衄血,泻心汤主之。"《备急千金要方》记载用生地黄汁与大黄粉同用治疗吐血。

许多内科急症,尤其是感染性疾患,在邪正交争阶段,辨证为里实热证者,使用承气汤方常可收到立竿见影的效果,使其转危为安。但须指出,承气汤方非可轻尝之品,必须审证明确,使用方不致贻误而偾事。

[验案实录]

1. 肺炎高热

温病高热,若见里实热证,证实脉实者,使用承气汤方,釜底抽薪,每能挫其邪气,平其炎炎之势。曾治孙姓患者,男,24 岁。数日前因咳嗽,身热,胸痛气急,西医诊断为"大叶性肺炎"。用抗生素等治疗,病情未得控制,商治于余。患者咳嗽胸痛,呼吸气粗,咳痰黏滞,量多,色棕黄,坐卧不安,身热午后更甚,口渴喜冷饮,腹胀,大便秘结五日未解,间有矢气颇臭,舌苔黄厚,脉滑数有力。证由感受风温,热郁于肺,炼液为痰,痰热壅阻,肺气失降,则大肠传导失职。治以宣上通下,用宣白承气汤加减:生石膏30g(杵)、瓜蒌皮、象贝母各15g,大黄、枳实、杏仁各9g,鲜芦根3尺(去节)。服2剂,大便得通,下胶黏之物甚多,腹胀顿减,身热渐退,胸痛、咳嗽等症亦明显减轻。后以《千金》苇茎汤加减,肃清余邪。

2. 中风神昏

热病神昏,由阳明腑热炽盛,上干神明者,往往得下而神清。又有卒中神昏,证见里实,往往有得下而神清者。如赵某,男,年50岁。素嗜烟酒,恣食肥甘,患眩晕肢麻、大便干结年余。时将岁晚,事务烦劳,风阳升动,卒然昏倒无知,目瞪不语,口眼㖞斜,呼吸气粗。曾在某院治疗,未见好转,乃邀余往诊。见其神昏不语,面色潮红,胸高气粗,身热口臭,躁动不安,腹部胀硬,已五日未更衣。脉象弦而滑数,舌苔黄燥,质红。血压222/120mmHg。辨证为中腑实证。其闭证虽见,幸脱证未露。证实脉实。拟通腑宣窍佐以潜降法为治。方用菖蒌承气汤(自拟方):九节菖蒲、远志各6g,瓜蒌皮、子(杵)各15g,大黄、枳实、玄明粉(冲)、薄橘红、黄郁金各9g,生石蟹(杵、先煎)、川牛膝各30g。另用安宫牛黄丸2粒(2次化服)。日进2剂,连服2日,便通神清,口眼㖞斜亦有好转。血压降至160/90mmHg。继以镇肝熄风汤加减,调治月余康复。

按:本案中风窍闭神昏,治虽从三化汤化出,但用药力避辛温升散,而以小承气汤参以清化热痰、潜降下行之品,俾里通而神清。

3. 乙型脑炎抽搐

尝治一李姓患儿,男,8岁。患暑温延经一候,身热入暮尤重,腹热肢凉,口渴引饮,神昏谵语,时作抽搐,腹胀满,便秘6日未解,脉滑数,舌苔中心黄,质绛。住某医院诊断为乙型脑炎。用板蓝根注射液及输液治疗,且用白虎汤、清瘟败毒饮方,未见明显好转。辨证为邪入心包,兼阳明腑实。亟按牛黄承气汤法,药用生大黄、玄明粉(冲)、枳实各9g,九节菖根5g,药汁送服安宫牛黄丸2粒(分2次服)。连进2剂,大便得通,身热渐退,而神志转清。后以竹叶石膏汤加减善后。

按：乙型脑炎属中医"暑温"范畴。暑热毒邪最易干犯心营、引动肝风，出现高热、神昏、抽搐等症。如能在气分阶段，以大黄为主（10~20g），配合石膏、知母、甘草、金银花、连翘、生地、钩藤等清热解毒、养阴息风之品，常可截断病势向营分发展。若高热、神昏、抽搐者，则需大黄与"三宝"并用。经验上，用大黄10~15g，配川牛膝30g、泽泻15g，煎服。有脱水，降低颅内压，抗脑水肿的效果。

4. 中毒性菌痢厥逆

厥逆有阴阳寒热虚实之不同。热病里实热证，而见厥逆者，《伤寒论》有"厥应下之"之明训。尝治徐某，女，6岁，时当盛夏，疫痢流行，加之饮食失节，午后忽感腹痛，旋即高热，继则神志昏迷、抽搐，面色发青，手足冰冷。某院诊断为"中毒性菌痢"，治疗二日未效。诊其脉象虽细而滑数，面色虽青灰而舌质暗红，苔虽白腻而干燥，手足虽冷而胸腹灼热，肛门虽有黄水黏液流出而腹部硬满。据其脉证，辨证为疫痢里实热证。急处以大承气汤加味：大黄、玄明粉（冲）各9g，川朴6g，枳实、神曲、楂肉各9g。连进2剂，得下稀粪及冻积甚多，遂热退而厥回神清。后以香连、生脉进退而获效。

按：本案为湿热疫毒，充斥肠胃，正气与邪气交争于里，阳气内盛，逼阴于外，故而热深厥深。下之使腑气得通，湿热疫毒之邪得以排除，从而热去厥回。

5. 尿毒症尿闭

有寒热虚实之分。其由于湿浊内阻，腑气闭实，气机壅滞，二便闭结者，每借承气汤通下之力，腑气一通，则尿闭旋解。曾治一尿毒症患者，姜某，女，26岁。患"慢性肾炎"2年，久治未愈。数日前始感疲乏无力，头痛厌食，恶心呕吐，继则胸闷腹胀，小便涓滴难通。某院诊断为"慢性肾炎、肾功能衰竭"，治疗未效。察其面色晦黯萎黄，目胞肿胀、羞明，神倦嗜卧，下肢水肿，按之凹而不起，四肢欠温，畏寒，腹胀满，大便6日未解，呼吸急促，口有尿臭。脉细而滑数，舌苔白腻，舌体胖，质淡无华。辨证为脾肾阳虚，湿浊中阻。证属本虚标实，虚实夹杂。治以攻补兼施。用温阳泄浊，降逆和中法。以附子汤合小承气、二陈加减：制附片9g，炙甘草3g，生姜3片，红枣5枚（破）（四味先煎），红参（另煎、兑服）、白术各9g，茯苓12g，大黄、枳实各9g，川朴、陈皮各6g，法半夏9g。日进2剂。服至3剂，大便得下，尿闭亦通。续以温肾化浊、健脾益气之法为治，调治3月，诸症向安。

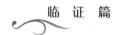

6. 肝炎急黄昏闭

多属危候,然亦有用下法转危为安者。曾治一杨姓患者,女,24岁。夏秋间染疫黄,起病2日即壮热烦躁,面目及全身皆黄,继则神昏谵语,扬手掷足,渐次昏聩不语如尸厥。某院医治3天未效,谓其不治。后延余往诊。见其全身发黄,呼吸粗长,秽臭喷人,牙龈出血,胸腹燔热如焚,腹胀满硬,大便五日未解,小溲短黄,脉象沉实,舌苔老黄而干。仿牛黄承气汤法:大黄、玄明粉(冲)、枳实各9g,川朴、黄连各6g,栀子、大青叶各15g,九节菖蒲6g,郁金10g,竹沥30ml(分2次冲),安宫牛黄丸、神犀丹各2粒(分2次化服)。另用五汁饮(雪梨、麦冬、荸荠、藕、芦根捣汁)频频灌服。一日进药2剂,连服4剂,泻恶臭粪垢3次,身热得退,神志转清。后以清热解毒、养阴生津为法,调治2月而安。

又曾治一重症肝炎患者,症见壮热,发黄,昏狂,谵语,鼻衄,腹满便秘,舌赤苔黄,脉滑数。辨证为阳明血分热毒,治以大黄为主祛瘀泄热,用吴又可桃仁承气汤(大黄、芒硝、桃仁、当归、芍药、丹皮)合犀角地黄汤(犀角、生地、芍药、丹皮)凉血解毒而获效。其中主药即为大黄配犀角。清代周岩曾谓:"大黄主下瘀血,犀角主解百毒……大黄除血分之热结,是逐而下之,犀角除血分之热毒,是解而散之。"大黄又为治疗高胆红素血症之要药,常配茵陈、青黛、矾石等同用,收效良好。

7. 血证

诸般出血,包括身体不同部位出血,如咯血、吐血、衄血、便血、尿血、皮下出血、妇科崩漏及外伤出血等,是某些疾病的一个症状。多由气火逆乱,络脉损伤,血不循经,渗溢于外而致。其有虚实之分,实证为火盛气逆,血热妄行;虚证一为阴伤虚火妄动,一为气虚不能统摄。临证既需辨其虚实,分别处理,还应针对导致血证的原发疾病,采取相应的治疗。其中,由于血热妄行,血不归经者,得大黄苦寒之性,泻火凉血散瘀,常可使火平血止。

(1)鼻衄——大黄合黄芩、黄连

曾治一男性患儿,春季鼻衄,初则淋漓不止,继则血涌如泉。曾用中西止血药多种,鼻衄依然不止。举家惊慌,邀予往诊,见其血出如涌,色鲜红,切其脉洪数有力,应指滔滔拍拍然。揆其病机,为心火亢盛,火载血上,迫血妄行,乃以泻心汤为治。柯韵伯所谓"大黄、黄芩、黄连泻其心火之热,而血自宁",服

1剂,果杯覆血止。

（2）咯血——大黄配生地黄

支气管扩张或肺结核咯血,血色鲜红量多质稠者,予常师《千金》生地大黄汤法,用大黄粉6~10g,以鲜生地150~300g捣汁送服有效。曾治高姓患者,因"支气管扩张"咯血住院,以止血剂及抗生素等西药治疗效果不显,咯血量多,色鲜而稠,口干渴饮,夜眠不安,烦躁,舌质红,脉数。服上方2剂而血止,后以清养肺阴之剂善后而渐复。

（3）上消化道出血——大黄与白及同服

胃炎或消化道溃疡,症见呕血、吐血、黑便,舌质红苔黄,脉数,属阳证出血者,用大黄、白及粉（1：1）,每服3~6g,以鲜藕汁或藕粉汤调服,常获佳效。曾治王姓患者,男,32岁。素嗜辛辣,患十二指肠溃疡3年,因劳后,口干,上则呕血盈碗,色红而暗,下则黑便,舌苔黄而质红,脉滑数。用上方治疗而获效。

食管静脉曲张并发门脉高压破裂出血,用大黄炭、白芍炭各1.5g,日2~3次,温开水调服有效。

（4）血尿——大黄配合飞廉、凤尾草

尿路感染、肾盂肾炎等,尿血色红,而尿热痛者,予每以大黄10~15g,配以鲜飞廉60g、鲜凤尾草30g,煎服。曾治汪姓患者,女,36岁。患慢性肾盂肾炎3年,因农忙劳累后,宿恙复发,始感腰痛,尿频急而热涩作痛,继则尿血色鲜红而量多（尿检红细胞满视野）,身热口渴,舌苔黄而质红稍干,脉细滑数。医投小蓟饮子2剂,服后未效。予在大黄、飞廉、凤尾草（量同上）的基础上,加知母、黄柏各10g,细生地、鲜竹叶各15g。服3剂,尿血止,热痛除。

二十四、五种汗证思辨与证治

1. 偏汗（阴阳失调,营卫失和）

左某,男,58岁,农民,1979年8月6日初诊。患左半身汗多、发热,右半身无汗、发凉2月余。曾在某医院诊断为自主神经功能失调。用西药谷维素及维生素制剂未效。症见:左半身出汗偏多,润湿不已,甚则淋漓,右半身不出汗,发凉并感畏寒,面色萎黄,精神萎靡,肢体乏力,懒于行走,舌苔薄白、舌质淡红,脉浮弱。辨证为阴阳失调,营卫失和。试以桂枝汤调阴阳、和营卫为治。方用:桂枝10g,白芍15g,甘草6g,生姜3片,大枣7枚。服方5剂,左半身出汗偏多即止,右半身汗出恢复正常,左右体表温度如常人,精神亦爽。

按: 偏汗症,谓身之左右一侧有汗,一侧无汗,《内经》称之为"汗出偏沮"。本案症见左右体表寒热、汗出失常,而以左半身汗出为甚。揆度病机,证由阴阳失调、营卫失和所致。盖以卫阳失固于外,则分肉失温,腠理开合失司;营阴失守于内,则汗液妄泄于外,几至淋漓。故方取调阴阳、和营卫之桂枝汤,令卫阳固护于外,分肉得温,腠理复其开合之职,营阴复守于内,不至汗出淋漓。方中芍药用量独重者,以加强其益营敛汗之功。服后果然病去,益见仲师桂枝汤调阴阳、和营卫之功之神奇。

2. 自汗(阴虚阳亢,迫津外泄)

汪某,男,45岁,干部,1991年6月12日初诊。患手足心热、汗自出近1月。曾在某院诊断为自主神经功能失调,并排除肺结核、甲状腺功能亢进等症。服用谷维素、维生素等未效。刻诊:低热(37.6℃),手足心热,易汗出,日夜汗出溱溱,绵绵不断,汗出恶热,不恶寒,咽干,虚烦少眠,神疲乏力,舌苔少、质红,脉象虚数。辨证为阴虚阳亢,迫津外泄。治以益气养阴敛汗。生脉散加味:人参10g(另煨、兑服),麦冬10g,五味子6g,生牡蛎30g(先煎),山茱萸10g,稽豆衣10g,龟甲15g(先煎),7剂。服方后汗出明显减少,低热亦退,精神转佳。原方继进5剂,以巩固疗效。

按: "自汗属阳虚,盗汗属阴虚",此言其常。自汗亦有属阴虚者,本案即是其例。《内经》谓"阳加于阴谓之汗",又谓"阴虚者阳必凑之,故少气时热而汗出也"。本案阴气本虚,阳气偏亢,逼津外泄,故自汗出而低热。方以生脉散加味,益阴气以制阳亢,补阴以配阳,令其"阴平阳秘",而上述汗自出、低热诸症自愈,亦属"治病求本"之道。

3. 盗汗(阴虚火旺,迫津外泄)

闵某,男,43岁,职工,1998年4月1日初诊。患寐则汗出、夜眠欠安月余。既往有肾结核病史。刻诊:寐则汗出如洗,尤以胸前及两手心为甚,恶热而不恶风,夜眠失安,多梦,面赤,心烦,口干唇燥,腰酸,小便黄赤,舌质红、苔少,脉虚数。辨证为阴虚火旺,迫津外泄。治以滋阴泻火,固表止汗。用当归六黄汤加味:当归10g,生地黄、熟地黄各10g,黄连3g,黄柏6g,黄芩10g,生黄芪30g,生牡蛎30g(先煎),柏子仁10g,炒酸枣仁15g,糯稻根须30g,浮小麦

30g,8 剂。服方后盗汗明显减少,夜眠转安。守法不更,继进原方 8 剂,盗汗全止,夜眠转佳。

按:夫心肾为阴阳水火之脏,既济则安。患者宿罹肾痨,阴气本虚于内,不能制阳,则心火独亢。阴虚火旺,迫津外泄,而为盗汗之症。且以胸前及两手心汗出为甚。心神被扰,而为夜眠失安,梦境纷纭。故方以当归六黄汤加生牡蛎、糯稻根须、浮小麦,滋阴泻火、固表止汗,柏子仁、酸枣仁兼滋阴养心安神。盖以阴复火清,阴液得守于内,心神得安,则盗汗、夜眠失安诸症自除矣。

4. 顽固性自汗(心阴气虚,虚火内扰)

王某,女,44 岁,职员,1995 年 5 月 17 日初诊。患上半身时时自汗出,尤以头面部为甚,延经 15 年之久。15 年来,由春及冬,无分寒暑,日日如此,颇以为苦。曾经数家医院检查,均未发现明显器质性疾患。迭进中药调和营卫、益气固表、收涩敛汗之剂及西药"汗定"、谷维素等,均未见明显效果。刻诊:上半身时时汗出,尤以头面部为多,活动后则汗出益甚,如雨淋漓,神疲乏力,口干,夜眠欠安,饮食、二便如常,舌质红、苔薄,脉细弱。辨证为心阴气虚,虚火内扰。拟滋阴益气养心、泻火敛汗为治,以观消息。方用:煅龙骨、煅牡蛎各 20g(先煎),黄芪 20g,白芍 10g,炒酸枣仁 15g,生地黄、熟地黄各 15g,知母 10g,牡丹皮 10g,鳖甲 30g(先煎),龟甲 30g(先煎),黄连 1.2g,山茱萸 10g。上方服 5 剂后,自汗即见减少,又服 5 剂,汗出即止,身体恢复如常人。观察数年,未见复发。

按:《内经》以汗为心液,故云"心为汗",又云"阳加于阴谓之汗"。本案患者证由心阴气虚,虚火内扰,迫津外泄,故上半身时时汗出,尤以头面部汗出如洗为甚。中医学认为,心藏神,主血脉,阴气既虚,则神失所养,脉失所营,故神疲乏力,而脉细弱。夜眠欠安,由阴虚而火扰心神所致;口干,舌质红,又为心阴气虚、阴虚火旺之象。故方以地黄、黄芪、白芍、鳖甲、龟甲、龙骨、牡蛎、山茱萸滋阴益气、固表敛汗;酸枣仁、知母、牡丹皮、黄连养心滋阴、清热泻火,且酸枣仁又有益阴止汗之效。盖心经阴气得复,虚火得清,则汗出如洗之症,自可获愈矣。

5. 臭汗症(心火亢盛,湿热蕴蒸)

罗某,男,16 岁,1981 年 4 月 29 日初诊。患者手足心及阴囊臭汗半年余,曾经多处医院治疗未效,且逐渐加重,颇感苦恼。刻诊:手足心、阴囊汗自出,浸润不止,色黄而黏,奇臭异常,难以与他人接近,舌质红、苔薄黄,脉滑数。辨证为心火亢盛,湿热蕴蒸。治以清心泻火,清化湿热。仿当归六黄汤方意。方用:当归 10g,黄连 5g,黄芩 10g,黄柏 10g,地骨皮 10g,知母 10g,滑石 15g(布包),甘草 3g,牡蛎 15g(先煎),浮小麦 30g。前后以本方进退服 20 剂,手足心及阴囊出汗已止,亦无臭气。患者情绪亦欣快无比。

按:《素问》云"五脏化液,心为汗""阳加于阴谓之汗"。本案证由心火亢盛,逼津外出而为汗,湿热蕴蒸,浊气随汗外溢,而手足心及阴囊汗出,色黄质黏而奇臭。故方用当归、知母、地骨皮,并三黄(连、芩、柏),以养营滋阴清热泻火,且三黄又能燥湿,滑石、甘草(即六一散)善能清热利湿,浮小麦、牡蛎善能收敛止汗。药后竟收汗止臭除之效。

传承篇

一、名师传道

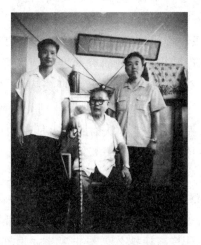

与岳美中老师并岳沛祯合影（摄于 1978 年）

怀念恩师岳美中先生[①]

恩师岳美中先生，杏林泰斗，文坛巨星。治心忘我，操术济人，上疗君亲之疾，下济黎元之厄。振兴中医惠泽华夏，培育英才遍及九州。修身"三立"，德馨千秋。愚本不才，蒙老师赐教，得沾雨露，复恩垂青睐，拟调京从游（拟调中医研究院助岳老整理《伤寒》《金匮》论著），后以岳老久卧病榻而未果，然老师之大恩大德，此生没齿难忘。恩师教诲之为人为医之道，今犹铭腑躬行。

回溯师生情缘，辄感老师恩深似海，德厚如山。虽时越卅余年，然而记忆犹新，恍如昨日。老师传道之情景，依然历历在目；垂教之徽音，似仍不绝于耳。振聋发聩，惠泽后生。

俯思愚本寒门学子，一介布医，身非显达，且资质欠聪，闻道亦寡，又鲜礼奉。惟以好学如饥，闻道似渴。竟不揣愚钝，以文拜师（呈以《评〈中医名词术语选解〉》《中医方剂组成及配伍规律初探》，见拙于老师）。敢请远程赐教，幸蒙老师不弃，指点迷津。愚则惊喜交加，感恩无似。进而愿随师从游，冀获亲授。乃于 1978 年夏季，专程赴京，于是年 7 月 6 日，诣老师邸府拜望，蒙老师亲自并府人热情接待，共进午餐。安排午后契谈，视若门墙桃李，倾吐肺腑之言，冀传薪医道，续展青囊。复令下榻于中医研究院"大白楼"8 楼招待所。恩召入锄云书室闻道。遂有幸多次与陈可冀、李春生、岳沛祯、岳沛芬、李雅清诸

① 本文蒙李雅清先生、岳沛芬主任审阅，并致谢意。

贤达一道恭聆老师垂教。诲之以学术思想——辨证与辨病相结合,辨证论治与专方专药相结合;治急性病要有胆有识,治慢性病要有方有守。治学方法——钻研《内经》《伤寒》《金匮》,做到古为今用。学宗三家——张仲景、李东垣、叶天士,尤崇仲景("法崇仲圣思常沛,医学长沙自有真")。治重临床,重视平衡阴阳,强调调理脾胃。重视研究药性和药物配伍。并亲述其临床宝贵治疗经验及其医理。曾述及治院外会诊心肌炎病例,久用抗生素治疗,患者低热不退(体温 37.1~37.4℃),心慌心跳,胸闷痛,脉搏高达每分 160 次,头痛,项背强直,恶心,舌尖边红。老师认为此乃火郁于内也。火郁当发之,用东垣升阳散火汤治之,亦甘温除热之一法。方中既用人参炙甘草甘温益元气,又用升葛羌防升阳散火。前后调理数周,脉搏降至 84 次每分,诸症均退。老师曾述及用方后谨慎观察——于治后翌晨,即电询病家,覆谓病情平稳,岳老心始安(其对病人极端负责态度,颇多垂范)。此案心率如此之快,岳老竟以柴葛等药为治渐获效机,足见其高超技艺。若非深邃之学养,过人之胆识,焉能及此。令愚深获教益。

复蒙老师垂爱,于传道外,更亲切教诲为人立身处世、治学、为医之道。综其要义为:谦虚谨慎,刻苦钻研,注意医德,精诚治病,辨证务细,处方求精,搞好继承,发扬光大。愚谨遵之,以之作为座右铭,与心相印,付诸操行。

尤令愚此生难忘者,老师不顾年高多病,精神欠爽,又辛劳于教学、诊务,并承负为中央领导保健之重任,且视物昏花,常令沛芬师妹代读,老师则"以耳代目",为学生审阅多篇文稿,可谓每篇必审阅,每篇必赐教,指疵釐漏,使文质得以提高,有俾于问世。恩师之于学生,于中医事业,于人民福祉,功德无量。《左传》有云:"太上有立德,其次有立功,其次有立言。"老师应是"三立"俱全之伟大中医学家,值得吾侪永远怀念与景仰!诚可谓"高山仰止,景行行止"!恩师之学术思想,吾侪当发扬光大,恩师之宝贵医疗经验,吾侪当薪火传承!爰将恩师之信函手迹墨宝、与恩师之合影(曾记老师之眼镜由学生为之戴,老师之手杖由学生奉之持)、怀念恩师之小诗,并载于后,以寄缅怀景仰老师恩德,铭志感恩之情。

岳高人为峰,美德惠其中。恩师精神永存!

学生张德超拜志

戊戌新春于秦邮

中医研究院西苑医院公用笺

德超同志：

惠函接读，过蒙奖许，愧不克当。鄙人青年阅世，自髫稚年，短鬓徒羡，斜阳易老；十年消渴，朝露地虞，耆岁中风，左偏殆废，残躯病进，目堂白翳，视物如在云雾中。幸组织上多方照顾，军事务养，尚能勉强支持，有时承之教学工作。缘自七四年，旧来中医继承工作，渐趋衰废，有伤于衰。向中央建议创立一全国中医研究班，由卫生部令召导，我院

中医研究院西苑医院公用笺

承办，每省市招收学员一人，敦聘全国名老中医来京讲学，性质等于集体带徒，为西医学习中医准备条件，为创造我国统一的新医药学奠定基础，以继承毛主席遗志。聊慰我平生对中医工作微忱之私。当盍在远不遗，时赐荩言！并寄上拙著《医集选集》一册，希多提修改意见，并予校叶发行！

专此，恭颂

敬礼。

岳美中 3.20.

附呈小诗敬祈郢政

中医研究院西苑医院公用笺

法超先生：

久未通信，因入冬以来病体关彩衰弱，觉孤袭不煖，暖汽失温，不仅不能出门一步，且对阁好来函及医稿，嫌烦于作复，力量所限，往往奈何！

直待卫生部消息不何创办之中医研究班，已纳入高教部全国招收研究生工以同卫生部合办。七年招五十名，八年招三十名，二年毕业，课程以四部经典为学习课本，主要以继承为主，这样，则中医前途，庶几有哥哉！

在去年夏季，经刘寿山先生介绍，我提议我院锐夺，将之下调

（年令限36岁报名）

中医研究院西苑医院公用笺

来中医研究院，帮助我整理《伤寒》《金匮》，已经承他们允诺，并说已发函贵省商调，但迄今未见动静，不知是有无障碍，抑不知您院不肯放，恳盼了解到情况，以便再进步。

腊鼓催年，爆竹报岁，寒到南天，诸维珍重，不宣间

岳美中 1.14.

143

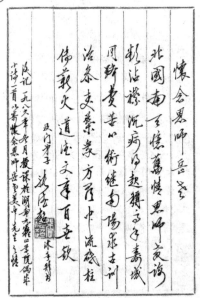

怀念恩师岳老

北国南天忆旧情， 思师教诲欲沾襟。[①]
沉疴得起称高手，[②] 寿域同跻费苦心。[③]
术继南阳求古训， 治参李叶众方寻。[④]
中流砥柱传薪火，[⑤] 道德文章百世钦。

及门弟子张德超　沐手拜书
一九八六年冬月于湖南

后记：一九八六年冬月，授课于湖南九嶷山学院。偶成小诗一首，以寄怀念恩师岳老美中先生之情。

注：①1978年夏季蒙岳老恩德，德超有幸与陈可冀、李春生、岳沛祯、岳沛芬、李雅清诸贤达，同室恭聆岳老教诲。

②岳老于1960年奉周恩来总理之命，赴印度尼西亚为苏加诺总统治病，效惊异国，为中医博得国际荣誉。

③岳老老年对老年病防治、养生学研究作出重大贡献。

④岳老治重临床，学宗张仲景、李东垣、叶天士三位大师，对仲景尤为景仰。旁及傅青主、王清任诸家名方。

⑤20世纪70年代后期岳老上书中央领导同志，获准创办中医研究生班（现为中国中医科学院研究生院），开中医研究生教育之先河，为振兴中医事业、培养高级后继人才建立了丰功伟绩。

二、薪火传承

（一）倪诚

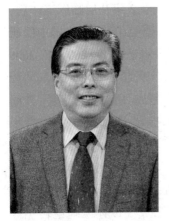

临床医学博士，方剂学博士，现任北京中医药大学中医体质与生殖医学研究中心主任、教授、主任医师、博士生导师，国家中医药管理局王琦国医大师传承工作室主任，国家中医药管理局中医体质辨识重点研究室学术带头人，北京中医药大学中医体质健康服务协同创新中心副主任；兼任美国加州中医药大学客座教授，世界中医药学会联合会体质研究专业委员会副会长，国家卫生健康委合理用药专家委员会专家，中华中医药学会中医体质分会副主任委员兼秘书长，中华中医药学会方剂学分会副主任委员，《中国大百科全书》第2版传统医学学科副主编，国家自然科学基金评审专家，国家新闻出版总署养生保健图书审读专家，中央电视台《健康之路》、北京卫视《我是大医生》《养生堂》特约专家。

1. 学术启蒙

1979年我初涉医门，考入南京中医药大学（原南京中医学院）。在众多课程中，我对方剂学情有独钟。我曾感叹黑白两色的围棋能演化出几千幅图谱，更惊讶两味以上的中药配伍能组成上万个方剂，即便是同一味中药，在不同方剂中的配伍作用亦不尽同。如果说近百学时的理论学习使我形成了对方剂学的初步认识，那么，在江苏省高邮市中医院跟随张德超老师3个月的临床见习，不仅加深了我对方剂学乃至中医学的认识和理解，而且增长了临证用方能力，我戏称这个过程为"由表入里"。记得第一天随张老师就诊时，见其用经方炙甘草汤治疗肺痿、自拟方"菖蒌承气汤"治疗中风取得满意疗效，耳目为之一新。他强调理法方药贯穿一线的必要性，提出"通腑宣窍法治疗中风""阳明血分论治""眩晕从瘀论治"等学术观点，感悟用方治病的最高境界一是用经典名方的原方或略作加减方治疗现代难治病证，二是"师其法不用其方，师其方不用其药"。从张老师那里得知他曾师从岳美中等名医，他说，岳老的学术观点对他影响颇深，如"治急性病要有胆有识，治慢性病要有方有守""专方专药与辨证论治相结合""有是证用是方""中医治病的巧处在分量上""用药须动静结合"等,并列举岳老用猪苓汤原方治疗慢性肾盂肾炎、麻黄连轺赤小豆汤治疗肾炎合并皮肤湿疹等案例,说明善用活用成方的思路和技巧等。

根据张老师的建议并经其推荐,我在本科毕业从事2年基层临床工作后,于1986年考入由岳美中教授创办的中国中医科学院研究生院(原中国中医研究院研究生部),师从时振声教授攻读中医内科专业硕士学位;2004年、2008年先后师从谢鸣教授、王琦国医大师攻读方剂学、临床医学博士学位。其间酝酿编写我的个人专著《新编方剂学》,从构思到写作完成,用时将近五年,其间三易其稿,编写自始至终得到张老师悉心关怀、学术指导、审阅全部书稿,并承蒙作序。

2. 学术成就

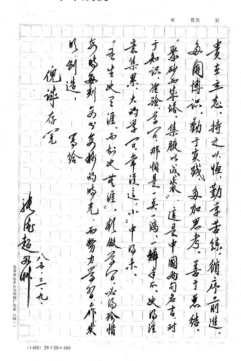

在继承张德超老师学术经验的基础上,逐步形成了以体质理论转化应用为主题的学术方向,"三辨用方模式""审机组方"为主线的诊疗路向,以过敏、男科、代谢性疾病、肾病、肿瘤等特色病种为优势的临床定向,提出"证(候)-体(质)分合论""方体相应论""同体异方论""审机组方论""辨体-辨病-辨证用方离合论""调体美容论"等学术观点。现主要从事中医体质学的分支学科——"中医体质方剂学"研究工作,研究方向是中医体质辨识与方剂干预研究、中医体质学派传承研究,至今已指导6名博士生、13名硕士生开展相关研究工作。主持国家自然科学基金面上项目3项、北京市自然科学基金面上项目2项;担任北京市精品课程《方剂学》,北京中医药大学《中医体质学》(本科生课程)、《中医体质与方剂应用研究专题讲座》(硕士生课程)、《古今名方新论》(硕士生课程)、《中医体质学的临床与健康管理应用》(博士生课程)5门课程负责人。获北京市高校第二届青年教师教学比赛二等奖第一名、省部级科学进步奖一等奖2项、教育部科技成果奖2项,出版

100 万字个人专著《新编方剂学》,主编教材《老年人中医体质辨识与调理》《中医体质养生学》,主编(或任副主编)学术著作 12 部,参编著作 25 部,已公开发表学术论文 90 余篇。

(二)张荣春

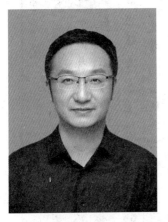

医学博士,东南大学附属中大医院中医内科副主任医师,中华中医药学会中医体质分会常务委员,江苏省中西医结合学会精神卫生专业委员会常务委员,南京中医药学会风湿病分会委员。具有 20 多年临床工作经验,对中医诊治内科疑难病证颇有研究,尤其对萎缩性胃炎、风湿免疫病、糖尿病、冠心病、高血压、脑梗死、肺气肿等的中医诊疗有独到经验。

1. 学术启蒙

少承家学,遵家父之意,自幼诵读《药性赋》《汤头歌诀》《濒湖脉学》《医学三字经》等中医启蒙读物,以培养兴趣,打牢根基。立志传承中医,将中医学院作为高考唯一志愿,1988 年考入南京中医药大学中医专业。步入中医之门后,谨记家父教导,重视《内经》《伤寒杂病论》《神农本草经》等中医经典著作的阅读、理解和背诵,努力掌握中医的精髓,以具备行医的能力和资本。1993 年毕业后留宁,在东南大学附属中大医院从事中医临床工作,之后继续深造,在职攻读研究生课程,取得博士学位。

临床上受家父影响,坚持传统中医特色,常常结合疑难病例向家父讨教诊疗经验、辨证思维、用药习惯等,遵循其"辨证须细,用药求精"主张,疗效尽显,获益匪浅,其对中医学的真知灼见在心中留下深深的印记。遵循"拜名师、读经典、做临床"的中医成长规律,坚持临证思悟,并广拜名师,先后受南京中医药大学黄煌教授、刘涛教授、王灿晖教授、周仲瑛国医大师的亲传和教诲,不拘门户,择善而从,兼收并蓄,学乃大进。临床诊疗着眼于"病、证、人",辨证、辨病、辨体相结合,注重临床疗效。并充分利用在综合性医院工作的优势,不断学习现代医学知识,以为他山之助。

座右铭

勖志　天将降大任于是人也，必先
苦其心志，劳其筋骨，饿其体肤，
空乏其身，行拂乱其所为，故
动心忍性，曾益其所不能
读书　沉潜焉，以玩其味，反复焉，以
穷其理
临证　辨证辨病，审机立法，选方

遣药、辨证须细，用药求精。
治学勤求古训，博采众方，术业
中分，有恒作基。
立业精于勤，勤于思考，善于总
结，不断提高。
哲言传统与现实，把握现实发展
望将来，如于西佛大人物及创造
家。　撷时逸人先生赠言

书赠
荣春存览
父　徐超
己丑年　春月

2. 学术成就

工作 20 多年, 在医、教、研方面均取得一定成绩。在中医杂志、中华中医药杂志、中国中医基础医学杂志等国家级、省级核心期刊上, 发表医学论文 20余篇, 主编《肾炎的中西医诊断与治疗》, 参编《现代难治病中医诊疗学》《古今名医名方秘方大典》《实用社区卫生保健》《王灿晖学术思想与临证经验荟萃》等医著, 及高校"十三五"规划教材《中医体质养生学》。在东南大学医学院参加本科生、留学生中医基础理论课程教学, 临床带教南京中医药大学实习生, 主要参与授课的《传统文化与中医养生》由东南大学申报被中国高等教育学会评选为"大学素质教育精品通选课", 曾获得东南大学"三育人"奖。参加国家973 计划项目课题"瘀热病因在内科难治病发病中的机制及其分子基础研究", 国家自然科学基金青年科学基金项目"基于'精血同源'研究补肾养血法通过 PLCγ 改善睾丸微循环促进睾丸生精功能的作用机制", 江苏省中医药管理局课题"基于应激适应不良的葛根汤治疗寒湿凝滞型原发性痛经的作用机制研究"。

附　篇

经验方 55 首

(一)内科方 31 首

1. 垂黄一贯煎

主治:慢性活动性肝炎,谷丙转氨酶、谷草转氨酶升高,属肝阴不足、湿热留连者。症见胁肋隐痛,腹胀,纳谷不香,全身乏力,低热,口干,口苦,脉弦细数,舌质红或暗红,舌苔黄薄腻。

组成:垂盆草 30g,田基黄 10g,黄芩 10g,黄郁金 10g,鬼箭羽 10g,丹沙参各 15g,赤芍 10g,丹皮 8g,猪茯苓各 10g,女贞子 15g,生地黄 15g,枸杞子 10g,麦冬 10g,当归 10g,川楝子 6g,功劳叶 10g,制黄精 15g,炙鳖甲(杵,先煎)15g。水煎服。

功用:滋阴养肝,清热化湿。

2. 养肝解毒丸

主治:乙型肝炎及乙型肝炎病毒携带者。

组成:生黄芪 150g,重楼 150g,黄芩 100g,丹参 100g,北沙参 100g,女贞子 100g,猪苓 150g,太子参 150g,桑寄生 100g,紫花地丁 150g,金银花 150g,炙甘草 60g,紫草 150g,虎杖 200g,板蓝根 150g,夏枯草 150g,白花蛇舌草 200g。共研细粉,以垂盆草 200g,田基黄 100g,煎浓汁加蜜适量为丸。每服 10g,一日 2~3 次,开水下。

功用:养肝扶正,清热解毒。有抗病毒、调整免疫作用。

3. 冬部镇咳煎

主治:百日咳,阵咳连声不止,伴鸡鸣样回声,咳时作痉挛状,甚则吐出痰涎或痰中带血,舌质偏红、苔少,脉象虚弱者。

组成:天麦冬各 10g,百部 10g,北沙参 10g,杏仁 6g,象贝母 10g,木蝴蝶 6g,陈皮 8g,炙甘草 3g,竹茹 10g,枇杷叶(布包)10g。水煎服。

加减:咳甚呕吐,加法半夏 6g。

功用:养阴润肺,化痰止咳。

4. 濂珠生脉饮

主治:气阴两虚,心脉失养之心悸失眠(常用治快速性心律失常)。症见心悸怔忡,气短乏力,心烦头昏,受惊或劳累后则症状加重,伴见失眠,多梦,口干,舌质红,苔少,脉象细数或细数而促者。

组成:西洋参 6g,太子参 15g,丹参、沙参各 15g,麦冬 10g,五味子 6g(杵),

九节菖蒲 6g,炙远志 6g,生龙齿 15g(杵,先煎)。水煎服。另珍珠粉 0.6g(分 2 次,冲服)。

功用:益气养阴,宁心复脉。

5. 活血养心胶囊

主治:心脑供血不足,头昏目眩,心悸,舌质淡暗,脉细或涩者。

组方:人参 60g,丹参 30g,参三七 15g。研粉,装胶囊,每服 2g,一日 3 次,开水下。

功用:益气活血,养心复脉。

6. 参三天麻胶囊

主治:眩晕症、高血压病等,属气虚血瘀、风阳上亢,症见头目昏眩,耳鸣,肢麻,全身乏力,胸闷,气短,心悸或心惊,胆怯,脉弦少神,舌质淡而偏暗者。

组成:人参 120g,参三七 60g,天麻 100g。共研细粉,装胶囊。每服 2g,一日 2~3 次,开水下。

功用:益气活血,平肝息风。

7. 鼻炎康丸

主治:慢性鼻窦炎,流黄浊涕或黏白涕,量多,鼻塞不闻香臭,头额部胀痛。

组成:鹅不食草 75g,辛夷 30g,炙甘草 30g,白芷 60g,苍耳子 60g,薄荷 60g,连翘 60g,菊花 60g,蒲公英 60g,黄连 60g。共研细粉,以黄芩 60g,藿香 30g,煎水,加蜂蜜适量为丸。每服 6~10g,一日 2 次,开水下。

加减:气虚易感外邪加重发作者,加防风 30g,生黄芪 60g,白术 60g。

功用:祛风清热,宣通清窍。

8. 玉屏治鼽汤

主治:过敏性鼻炎。症见鼻痒流清涕,喷嚏连作,晨起稍遇风寒便发作,面色㿠白,气短,易出汗,舌质淡,苔白,脉虚弱。

组成:生黄芪 35g,防风 6g,白术 10g,辛夷(包煎)6g,苍耳子 6g,诃子 10g,太子参 15g,丹沙参各 15g。水煎服。

功用:益气固卫,祛风止涕。

9. 宣肺止咳汤

主治:上呼吸道感染、急性支气管炎咳嗽,症见咳嗽、喉痒、咳痰不爽,脉浮,苔薄者。

组成:桔梗 10g,炙甘草 6g,荆芥 10g,白前胡各 10g,象贝母 15g,佛耳草 15g,僵蚕 10g,陈皮 10g,蝉蜕 10g,百部 10g,牛蒡子(炒,杵)10g,紫菀 10g,杏仁

10g。水煎服。

功用:宣肺散风,止咳化痰。

加减:过敏性咳嗽,感受风邪即易诱发咳嗽者,加黄芪 25g,白术 10g,防风 10g。

10. 鱼腥三金汤

主治:慢性支气管炎继发感染、大叶性肺炎、肺脓肿等病。属痰热壅肺,肺失宣肃,症见身热咳嗽,甚则气喘,咳痰黄稠,或咯脓血痰,胸痛,口干,舌质红,苔黄腻,脉滑数者。

组成:鱼腥草 15g,金荞麦根 30g,紫金龙(即虎杖)15g,金银花 15g,瓜蒌皮子(杵)各 15g,黄芩 15g,冬瓜子 15g,生薏苡仁 15g,象贝母 15g,杏仁 10g,桑叶10g,枇杷叶(布包)10g,鲜芦根(去毛节)60g。水煎服。

功用:清热化痰,宣肃肺气。

加减:若喉痒,咳痰不爽,加桔梗、前胡、炒牛蒡子;高热、哮喘,加麻黄、生石膏;咯脓痰、气腥臭甚者,加败酱草、甜瓜子;咯血加白茅根、茜草;便秘加生大黄;胸胁痛者,加黄郁金、丝瓜络;舌红少津、口渴汗出者,加沙参、麦冬、天花粉,甚者加用西洋参、石斛。

11. 五色桃花汤

主治:急性食管炎,骤然吐血或呕血,胃脘顿觉疼痛如灼,进食时灼痛更甚,致妨碍进食者。

组成:赤石脂 15g,白及片 10g,黄郁金 10g,青黛 3g,乌贼骨(研粉)10g,玄参 15g,细生地 13g,白芍 10g,甘草 3g,代赭石(杵)13g。水煎服。服用时,冷热适宜,缓缓频咽。

功用:止血化瘀,和胃止痛。

12. 降逆和胃饮

主治:胆汁反流性胃炎、食管炎证属胆邪犯胃,痰热中阻者。症见脘膈痞闷,胀满疼痛,不思谷食,食后胀甚,嗳气泛恶,吞酸烧心,甚则吐酸,或呕吐胆汁,口苦心烦,舌质红,苔薄黄或黄腻,脉弦滑数者。

组成:黄连 6g,吴茱萸 2g,法半夏 10g,陈皮 10g,茯苓 10g,炙甘草 3g,竹茹10g,枳实 10g,生大黄 3g,藿梗 10g,黄郁金 10g,杏仁 10g,蒲公英 25g,煅瓦楞子 15g,焦三仙各 10g,生姜 3 片,红枣(破)7 枚。水煎服。

功用:清胆泄热,化痰和胃。

加减:气滞甚,脘痞闷胀者,加苏梗 10g、醋香附 10g;吞酸烧心甚者,加象贝母 10g、乌贼骨 15g;气阴虚而口干口渴、神疲乏力者,加太子参 15g、北沙参 15g,甚者加生晒参 10g、石斛 15g;大便溏者,去大黄,加炒白术 10g、木香(后下)10g。

13. 胃炎宁汤

主治:慢性浅表性胃炎。症见脘部痞满胀痛,嗳气不舒,吞酸,脉弦滑,舌苔薄白或薄白微黄而腻,舌质暗红者。

组成:木香(后下)10g,砂仁(后下)10g,醋香附 10g,苏梗 10g,陈皮 10g,炙甘草 4g,法半夏 10g,黄连 6g,黄芩 8g,炒枳实 10g,杏仁 10g,藿梗 10g,黄郁金 10g,蒲公英 25g,煅瓦楞子(杵)15g,太子参 15g,丹沙参各 15g,生姜 3 片,红枣(破)7 枚。水煎服。

功用:理气和胃,清化畅中。

加减:吞酸甚或并发消化溃疡者,加象贝母、乌贼骨;伴胆汁反流者,加竹茹、生大黄。病理示胃腺肠上皮化生者,加土茯苓、生薏仁、仙鹤草、白花蛇舌草;胃黏膜萎缩者,加党参、黄芪、莪术、丹参、赤芍(若属胃阴虚者,则加麦冬、玉竹、石斛、白芍、天花粉)。

14. 益胃清幽胶囊

主治:慢性浅表性胃炎,幽门螺杆菌阳性。症见脘痛作胀,嗳气不宽,嘈杂不安,脉弦滑或细滑,舌苔薄白,舌质红稍暗者。

组成:西洋参 60g,黄连 60g,黄芩 60g,丹参 60g,醋香附 60g,陈皮 30g。共研细粉,装胶囊。每服 2g,一日 3 次,食前半小时,开水下。

功用:益气养阴,清热燥湿和胃。

15. 鱼腥桃仁承气汤

主治:痔疮(主要为炎性外痔、血栓性外痔)红、肿、热、痛,并见下血,大便困难,体实脉实者。

组成:鱼腥草 15g,桃仁 10g,生大黄(后下)10g,玄明粉(冲服)10g,炙甘草 6g,玄参 15g。水煎服。可连服 2 剂。(孕妇禁服)

功用:祛瘀泄热,消肿止痛。

16. 三金一贯煎

主治:肝内胆管结石。症见右胁胀痛,或同时伴有刺痛,痛连肩背部,或及脘、左肩背部,并伴有脘胀、嗳气或恶心,纳少,口干或兼口苦,尿黄,大便偏干,或手足心热等。

组成:生地黄、北沙参各 15g,枸杞子、麦冬、当归各 10g,川楝子 6g,四川大叶金钱草60g,鸡内金(研,冲)8g,黄郁金、枳实各15g,炮穿山甲(研粉,冲)6g,威灵仙15g。水煎2次,空腹时服。每日1剂,连服15~30剂为1个疗程。

功用:养阴柔肝,疏利排石。

加减:胁痛如针刺者,加丹参、赤芍、皂角刺、莪术各10g;胁胀痛,大便秘结者,加大黄3~6g、瓜蒌皮10~15g。

17. 运脾降脂汤

主治:高脂血症,形体偏胖,胸脘痞满,腹胀纳呆,倦怠乏力,口渴不欲饮。舌体胖大,舌质淡,苔滑腻,脉濡滑者。并常伴有脂肪肝。

组成:厚朴10g,苍术10g,陈皮10g,炙甘草4g,荷叶30g,泽泻10g,山楂肉15g。水煎服。

功能:运脾降脂,升清降浊。

加减:若晨起咳痰较多,恶心,吐涎,舌苔滑,痰湿甚者,加法半夏10g,九节菖蒲6g;若舌质暗,或有紫斑,兼血瘀者,加紫丹参15g,黄郁金10g;若气少懒言,脾气虚明显者,加党参10g,白术10g,茯苓10g。

18. 养肝降脂汤

主治:脂肪肝、肝炎后高脂血症。症见肝区疼痛,手足心热,舌质红,脉细数无力者。

组成:制黄精15g,女贞子(杵)25g,旱莲草15g,草决明10g,泽泻15g,制何首乌或首乌藤15g,黄郁金10g。水煎服。

功用:滋阴养肝,降脂泄浊。

加减:若并见黄疸,胸脘痞闷,或泛恶,口苦,脉滑,痰热中阻者,去制何首乌,合吴氏小陷胸加枳实汤(黄连、法半夏、瓜蒌皮、枳实)为治;若肝区疼痛明显,舌质暗或有紫斑,兼血瘀者,加参三七3g,紫丹参15g。

19. 消渴血痹方

主治:糖尿病并发神经病变。症见口渴,四肢麻木,尤以足趾麻木为甚,软弱无力,面色晦暗,舌质偏暗,舌体胖大,边有齿痕,脉象弦细。

组成:生黄芪30g,当归10g,赤芍12g,川芎10g,桃仁10g,红花10g,地龙10g,鸡血藤15g,秦艽10g,鹿衔草15g,川牛膝10g,伸筋草10g,丝瓜络10g。水煎服。

功用:益气活血,祛瘀通络。

20. 治痛风得效方

主治:痛风属湿热痹阻经络者。症见关节红肿热痛,发病急骤,且多于夜间发作。得寒则舒,痛不可触。或有发热,便秘,小便黄赤,舌苔黄腻,脉弦数或滑数。

组成:土茯苓 30g,萆薢 15g,忍冬藤 30g,炙甘草 6g,络石藤 15g,赤芍 10g,威灵仙 15g,川怀牛膝各 15g,车前子(布包)15g,木瓜 8g,通草 10g,伸筋草 15g,丝瓜络 10g。水煎服。

功用:清热祛湿,宣痹通络。

21. 黄精二至煎

主治:白细胞减少症属肝肾不足,气血亏损者。症见头昏、乏力,伴低热、少气、懒言、失眠、多梦、纳差、腰痛、神疲、消瘦,脉象细数或弦细,舌质红或淡红,苔薄白。

组成:黄精、旱莲草、女贞子各 15g,生地黄、当归各 10g,太子参、仙鹤草各 15g。水煎服。

功用:滋补肝肾,益气养血。

加减:气虚较显,少气、脉虚、易出汗者,加白参(或西洋参)、黄芪;血虚较甚,头晕、肢麻、面色萎黄者,加枸杞子、制何首乌或首乌藤、白芍、鸡血藤;食少、便溏者,去生地黄,加党参、白术、山药、陈皮;腰膝酸软、畏寒者,以熟地易生地,加山萸肉、巴戟天、菟丝子、鹿角胶。

功用:滋补肝肾,益气养血。

22. 菖蒌承气汤

主治:中风中脏腑闭证,属痰热腑实,风阳升动者。症见神昏,目瞪不语,口舌㖞斜,面色潮红,胸高气粗,身热口臭,躁动不安,腹部胀硬,大便秘结,脉弦滑数,舌质红,苔黄腻。血压升高。

组成:九节菖蒲 6g,炙远志 6g,瓜蒌皮子(杵)各 15g,大黄、枳实、玄明粉(冲)、薄橘红、黄郁金各 10g,生石蟹(杵,先煎)、川牛膝各 30g。水煎服。视病情,一日进 2 剂,可连服 2 天。

功用:清热化痰,通腑宣窍。

23. 脑络通胶囊

主治:脑梗死,老年期痴呆。

组成:参三七、丹参、人参、水蛭、当归尾各 50g。制胶囊,每服 2g,一日 3 次,开水下。

功用:益气活血,祛瘀通络。

加减:大便不畅者,方中并可加枳实 30g。

24. 黄连酸枣温胆汤

主治:失眠属痰热上扰,心神失宁者。症见夜难安寐,心烦不安,寝后不易入寐,寐则梦境纷纭,时惊易寤,精神不振,不耐运思,纳谷欠甘,口干而苦,不欲多饮,舌苔黄薄腻,质红,脉滑数。并治心悸、胸闷见上述脉症者。

组成:黄连 3g,炒酸枣仁(杵,先煎)25g,法半夏 10g,陈皮 10g,茯神 15g,炙甘草 4g,竹茹 10g,炒枳实 10g,炙远志 6g,夜交藤 15g,合欢花 10g,生龙齿(杵,先煎)15g,珍珠母(杵,先煎)30g。水煎服。

功用:清化热痰,宁心安神。

25. 宁心安神汤

主治:失眠,属营阴亏损、虚热扰心者。症见夜眠困难,寝难成寐,寐亦多梦,且易惊醒,甚则彻夜不寐,头昏头痛,精神恍惚,记忆力差,口苦而干,尿黄而短,舌苔薄白,舌质红稍干,脉象细数。

组成:炒枣仁(杵,先煎)25g,知母 10g,川芎 8g,炙甘草 4g,炙远志 6g,九节菖蒲 6g,夜交藤 15g,合欢皮 15g,百合 30g,生地黄 15g,太子参 15g,丹沙参各15g,珍珠母(杵,先煎)30g。水煎服。

功用:滋阴清热,宁心安神。

加减:血虚神烦者,加当归 10g、白芍 10g、竹茹 10g,并可同时服用养心安神胶囊。

26. 养心安神胶囊

主治:失眠,症见入睡困难,睡眠浅表,多梦易醒,醒后亦难再入睡,精神疲乏,头昏,健忘,情绪不稳,易激怒,舌质红,苔少,脉细数者。并治阵发性心动过速(可于方中加黄连 15g)。

组成:西洋参 50g,炒枣仁 50g,琥珀 15g,珍珠粉 10g。研粉,装胶囊。每日早、中各服 2g,晚 3g,开水下。

功用:益气养阴,宁心安神。

27. 五花解郁汤

主治:咽异感症、慢性咽炎等属阴虚气郁者。症见咽喉哽塞不宽,如有物梗阻,咯之不出,吞之不下,咽喉干燥,性情急躁,夜眠不安,舌质偏红,少津,苔薄而不腻,脉弦细或弦细而数。

组成:绿梅花、佛手花、合欢花、玳玳花、玫瑰花各 3g(五花后下),八月札、麦门冬各 10g。水煎服,亦可代茶饮。

功效:养阴理气,疏肝解郁。

28. 宁眩汤

主治:梅尼埃病,属风阳夹痰上扰者。症见头晕目眩,视物旋转,行走不稳,恶心呕吐,口苦而干,舌苔白或微黄而腻,舌质红,脉象弦滑。

组成:法半夏10g,橘皮10g,茯苓10g,炙甘草6g,竹茹10g,枳实10g,夏枯草15g,钩藤(后下)15g,白芍10g,珍珠母(杵,先煎)30g,太子参15g,丹沙参各15g。水煎服。

功用:化痰平肝,息风宁眩。

29. 莲草知柏汤

主治:急慢性肾盂肾炎。症见腰痛、腰酸、尿频、尿急、尿痛及肾区叩击痛,脉象弦数、滑数,或沉数、细数,舌苔薄白或黄腻,舌质偏红或淡胖等。

组成:半枝莲15~30g,连翘10~15g,萆薢10~15g,知母10~15g,黄柏6~12g,鲜凤尾草60g。每日1剂,水煎2次服,连服5~20剂。

功用:清热解毒,利湿通淋。

加减:急性期,邪势方张加白花蛇舌草;寒热往来加柴胡、黄芩;尿急、尿痛甚加木通、大黄;尿中红细胞多加丹皮、赤芍、旱莲草、茜草根;呕吐加半夏、竹茹。慢性期,肾阴受伤,低热,舌绛,去萆薢,加龟板、鳖甲、生地、枸杞子、鲜石斛、银柴胡;脾虚水肿及尿蛋白不退者,加黄芪、山药、白术、茯苓;气虚倦怠,加党参、黄精;肾阳虚腰痛去连翘,加巴戟天、菟丝子、肉苁蓉、仙茅、鹿角胶等;腰胀痛而舌有紫斑瘀点加地鳖虫(研冲)。

30. 三金排石汤

主治:肾、输尿管、膀胱结石。症见腰痛(肾绞痛),少腹痛,排尿不畅或有尿血者。

组成:金钱草60g,海金沙(布包)15g,炙鸡内金粉(冲)16g,冬葵子(杵)15g,滑石(布包)30g,白芍10g,炙甘草6g,车前子(布包)15g,威灵仙15g,川牛膝15g。水煎服。

功用:清热利湿,通淋排石。

加减:肾绞痛、少腹痛甚者,白芍量加重至18g,并加全蝎3g,琥珀(冲)3g;尿血者,加阿胶(冲)15g,猪苓15g。水煎服。

31. 参茸胶囊

主治:肾阳气虚,肾精亏损。症见精神萎靡,腰膝酸软,倦怠乏力,畏寒肢冷,舌淡苔薄,脉细无力者。并治性功能减退,阳痿不用。

组成:人参100g,鹿茸100g。共研细粉,装胶囊。每服2g,一日3次,开水下。

功用:补肾壮阳,益气填精。

(二) 外科方 16 首

1. 消痤饮

主治:痤疮属湿热瘀毒蕴结血分者。症见面部丘疹,甚则蔓延至胸背部,色红或暗红,形如粟米,疼痛灼热,并伴小脓疱、粉刺和色素沉着,舌质红或暗红,苔薄黄,脉滑数。

组成:天葵 15g,紫黄地丁各 25g,野菊花 15g,金银花 15g,黄连 6g,黄柏 10g,黄芩 10g,栀子 10g,水牛角片(先煎)30g,生地黄 15g,赤芍 12g,丹皮 6g,连翘 15g,生甘草 6g。水煎服。并可同时服用排毒养颜胶囊。痤疮聚集甚者,加玄参 15g、炮山甲(研粉冲服)3g;色素沉着不退者,加桃仁 10g、红花 8g。

功用:清热燥湿解毒,凉血散瘀。

2. 口疮甘露饮

主治:复发性口疮。症见口腔内唇、颊、舌、上腭、牙龈多处凹型糜烂、腐溃,色黄白相兼,周围色鲜红,疼痛如灼,甚则出血,进食、言语均感困难,口苦,咽干,纳谷不香,大便偏干。舌质红,苔薄黄或黄腻,脉细数或濡数。证属脾胃阴虚,湿热蕴蒸者。

组成:生熟地各 10g,天麦冬各 10g,茵陈 10g,黄芩 10g,栀子 10g,石斛 10g,枇杷叶(布包)10g,生石膏 15g,生甘草 6g,丹皮 6g,升麻 6g,枳壳 10g。水煎服。

功用:滋阴清热,行气化湿。

3. 排毒养颜胶囊

主治:痤疮,发于面部,皮损,见红色或暗红色丘疹、粉刺、结节、脓疱或小囊肿,并多见凸凹不平之紫红色瘢痕,反复发作,并见大便不畅,舌苔薄黄,脉象滑数者。并治面部黄褐斑,或与痤疮同时发作,见大便困难者。

组成:西洋参 50g,黄连 15g,黄芩 15g,制大黄 15g,珍珠粉 9g。共研粉,制胶囊。每服 2g,一日 3 次,开水下。

若大便溏者减量。妇女月经期暂停服用。

功用:清热排毒,养颜美容。

4. 祛肝美容胶囊

主治:面部黄褐斑。黄褐斑分布于前额、眼周、两颧、口周、鼻侧等部,其色黄褐而晦暗,边界清楚,呈对称性。并见大便秘结或解而不畅者。

组成:西洋参 50g,当归 15g,白茯苓 15g,制大黄 15g,珍珠粉 10g。研粉,装胶囊。每服 2g,一日 3 次,开水下。

服后大便溏泻,且次数增多者,减量。月经期间暂停服用。平素大便溏泻者,去大黄,改用炒白术 15g。

功用:养颜美容,排毒祛肝。

5. 养血祛风汤(附:外用洗方)

主治:老年皮肤瘙痒症,皮肤干燥、作痒、入暮加剧者。并治荨麻疹、慢性湿疹,并手足皲裂,瘙痒异常者。

组成:蝉蜕 10g,僵蚕 10g,白鲜皮 10g,大小胡麻(杵)各 10g,丹皮 6g,赤芍 12g,制何首乌或首乌藤 15g,乌梢蛇 10g,苦参 10g,生地黄 15g,桑叶 10g,生石膏(杵)30g,知母 10g。冬季去石膏、知母,加麻黄 5g。水煎服。

加减:顽固难治且瘙痒甚者,加全蝎 3g,蜈蚣 1 条,甘草 6g。并常配合外用洗方,效更佳。

附外用洗方:苦参 30g,白鲜皮 30g,地肤子 15g,艾叶 10g,黄柏 10g,明矾 10g,生百部 15g,桃树枝 30g。煎水,趁热洗患处。一日 2 次。一剂可用 2 天。

功用:养血祛风,润燥止痒。

6. 治顽固性湿疹获效方(附:外用洗方)

主治:慢性湿疹,患处皮肤增厚、粗糙,呈苔藓样改变,并色素沉着,伴潮红、糜烂、渗液及自觉瘙痒、疼痛,或患处手足趾关节处皮肤皲裂者。

组成:生地黄 15g,当归 10g,川芎 8g,赤芍 10g,制何首乌 15g(或用夜交藤 15g),僵蚕 15g,红花 8g,大小胡麻各 15g,苦参 15g,白鲜皮 15g,地肤子 15g,萆薢 15g,桑叶 15g,乌梢蛇 10g,炙甘草 6g,土茯苓 15g,忍冬藤 15g。水煎服。痒甚加全蝎 3g,蜈蚣 1 条。

功用:养血祛风,清热除湿。

附注:并常配合外用洗方(同前养血祛风汤附外用洗方),其效更佳。

7. 脱发得效方(附:外洗头方)

主治:斑秃。伴头昏目花,面色无华,腰膝酸软,舌质淡红,苔少,脉细无力者。

组成:夜交藤、枸杞子、桑椹子、制黄精各 150g,当归 200g,女贞子、旱莲草各 150g,白芍 100g,熟地黄、侧柏叶各 150g。共研细粉,水泛为丸。每服 10g,一日 2~3 次,开水下。或以加倍剂量,制成膏剂(以蜂蜜 2 000g 收膏),分 2 月服。一日 2 次,开水调服。

并常配合外用洗头方,效更佳。洗头方:荆芥、防风、蔓荆子、菊花各 10g,

薄荷、藿香、甘松各 6g。纱布袋包煎水,外洗,早晚各 1 次,洗前药水加热。每剂可洗 2 天。

功用:滋补肝肾,养血生发。

8. 治白发得效方

主治:青年白发,并治老年须发早白。

组成:金银花 250g,制何首乌 250g,枸杞子 250g,生熟地黄各 250g,桑椹子 250g,当归 300g,黑豆 500g,女贞子 300g,旱莲草 250g,黑芝麻 250g,白芍 200g,侧柏叶 250g,制黄精 250g。共熬,以蜂蜜 2 000g 收膏。分 2 月服。一日 2 次,开水调服。并须配合食用油菜、芹菜、海带、黄豆、紫菜、猪肝、鸡肝、桂圆、黑木耳等食物。

功用:补肝肾,益精气,乌须发。

附注:①经验上,本方对白发有一定效果。即使对难治白发,亦常可控制其发展。②原方用制何首乌,临证中发现个别患者,服制何首乌时间过久或剂量过大,有引发肝功能损害、转氨酶升高现象,现拟改用夜交藤。

9. 蠲痹宁眩汤

主治:颈椎病。症见头昏头晕,劳后加剧,颈肩痹痛,遇寒增剧,双手麻木,握物无力,面色萎黄,精神不振,舌质淡暗,苔少,脉弦大者。

组成:当归 10g,川芎 10g,生黄芪 30g,桃仁 10g,赤芍 12g,红花 6g,炙甘草 3g,地龙 10g,骨碎补 10g,金狗脊 15g,补骨脂(杵)10g,珍珠母(杵,先煎)30g。水煎服。

功用:益气活血,补肾壮骨。

10. 蠲痹祛湿汤

主治:膝关节骨关节炎、继发性滑膜炎、关节积液。症见膝关节疼痛肿胀,并有明显压痛,屈伸不利,行立为艰,动则痛甚,并可闻及关节摩擦音,舌苔黄滑,脉弦滑或滑数。

组成:白芍 30g,鸡血藤 15g,汉防己 10g,威灵仙 10g,忍冬藤 15g,茯苓 20g,生甘草 6g,海桐皮 12g,宣木瓜 10g,当归 10g,怀牛膝 12g,桃仁 10g。水煎服。

功用:蠲痹通络,祛湿利关节。

11. 蠲痹逐瘀汤

主治:腰椎间盘突出症,属肝肾不足,风寒湿邪痹阻经络,气血阻滞者。症见腰腿疼痛,经久不愈,俯仰转侧艰难,痛而酸胀麻木,按之痛甚,畏寒喜温,劳后或阴雨天则疼痛加重,腿膝乏力,面色少华,舌质淡暗,苔白,脉沉细或弦细无力。

组成:羌独活各 10g,桑寄生 10g,秦艽 10g,防风 10g,细辛 3g,川芎 6g,当归 10g,熟地黄 10g,赤白芍各 10g,茯苓 10g,炒杜仲 10g,川牛膝 10g,党参 10g,炙甘草 6g,生黄芪 15g,续断 10g,桃仁 10g,红花 8g,制乳没各 3g,地龙 10g,醋香附 10g,鹿衔草 15g,伸筋草 15g,丝瓜络 10g,生姜 3 片,红枣(破)7 枚。水煎服。

功用:补益肝肾,祛风寒湿,化瘀通络,蠲痹止痛。

12. 滋肾蠲痹汤

主治:腰椎间盘突出症,属肾阴亏损,腰腿痹痛者。症见腰部疼痛,痛连臀部及下肢,并感酸胀麻木,俯仰转侧不利,劳后腿痛加剧,腰部压痛明显。兼见手足心热,口干咽燥。舌质红,苔少,脉弦细数者。

组成:熟地黄 15g,枸杞子 15g,山萸肉 10g,川怀牛膝各 15g,鹿衔草 15g,炒杜仲 15g,巴戟天 10g,当归 10g,知母 10g,黄柏 6g,桃仁 10g,红花 6g,木瓜 8g,伸筋草 15g,丝瓜络 10g。水煎服。

功用:滋肾壮腰,蠲痹止痛。

13. 肩痹得效方

主治:肩周炎,经久不愈,肩部疼痛,固定不移,按之痛甚,时如针刺,并有酸麻感,肩臂活动受限,抬举困难。舌质紫暗,苔白,脉沉弦而涩者。

组成:当归 10g,川芎 8g,桃仁 10g,红花 8g,制乳没各 6g,炒五灵脂(布包)10g,鹿衔草 10g,片姜黄 10g,海桐皮 10g,木瓜 8g,赤芍 10g,防风 10g,伸筋草 10g,桂枝 8g,炙甘草 4g,生姜 3 片,红枣(破)5 枚。水煎服。

一方用当归 10g,川芎 10g,桃仁 10g,赤芍 10g,红花 10g,炙甘草 6g,地龙 10g,生黄芪 25g,金狗脊 12g,骨碎补 12g,补骨脂 10g,伸筋草 15g,鹿衔草 15g,片姜黄 10g,羌活 10g,防风 10g,海风藤或络石藤 15g,丝瓜络 10g,水煎服。治同上。

功用:活血祛瘀,通络蠲痹。

14. 紫金重楼汤

主治:膝关节骨关节炎。症见膝关节疼痛,动则加剧,或痛处红肿,按之痛甚,关节僵硬,屈伸不利,屈伸时可出现关节摩擦音,小便黄赤不利,舌质暗红,苔黄腻,脉滑数。

组成:紫金龙(即虎杖)15g,重楼 9g,当归 10g,木瓜 8g,萆薢 15g,生薏苡仁

15g,川牛膝 15g,独活 10g,鹿衔草 15g,伸筋草 15g,络石藤 15g,忍冬藤 30g,海风藤 15g,汉防己 10g。水煎服。

功用:祛风利湿,清热解毒,祛瘀通络。

加减:踝关节骨关节炎红肿热痛者,可加秦艽 10g,忍冬花 30g,桑枝 15g。

15. 壮骨蠲痹汤

主治:颈、腰、膝等关节骨质增生,并见关节疼痛,痛处喜温畏寒,活动艰难者。

组成:熟地黄 15g,肉苁蓉 10g,金狗脊 10g,淫羊藿 10g,女贞子(杵)25g,骨碎补 12g,鸡血藤 15g,川牛膝 15g,鹿衔草 15g,鹿角胶(研冲)15g,当归 10g,莱菔子(杵)10g,独活 10g,续断 10g,生黄芪 15g,生姜 3 片,红枣(破)7 枚。水煎服。

功用:强筋壮骨,蠲痹止痛。

加减:大便溏或泄泻者,去肉苁蓉,加苍白术各 15g,茯苓 15g;腰腿痛而酸胀麻木者,加桃仁 10g,红花 8g,威灵仙 15g,木瓜 10g。

亦可以上药 20 倍量共熬,加蜂蜜适量收膏,于冬季分九个九天服完。一日 2 次,开水调服。

16. 川乌独活汤

主治:坐骨神经痛属风寒湿邪阻滞经脉者。症见腰股腿足疼痛剧烈,麻木作胀,活动不利,不能久立,步履甚艰,痛而得温较减,受寒益剧。舌苔白,质淡红,脉弦或沉弦。

组成:制川乌 3~6g,炙甘草 6g,生黄芪 15g,生姜 4 片,红枣(破)7 枚(上五味先煎),当归 10g,独活 10g,川芎 8g,鸡血藤 15g,秦艽 10g,汉防己 10g,桂枝 10g,川牛膝 15g。水煎服。

功用:祛风散寒除湿,温经通络止痛。

(三) 男科方 2 首

1. 兴阳起痿汤

主治:肾阳虚,阳事不兴,阴茎痿软,或举而不坚,腰膝酸软,神疲乏力,舌淡苔薄,脉细无力等。

组成:锁阳 10g,淫羊藿 10g,仙茅 10g,巴戟天 10g,枸杞子 15g,茯苓 10g,山萸肉 10g,熟地黄 10g,菟丝子(杵)15g,鹿角胶(烊化)15g,当归 10g,韭菜子(杵)10g,山药 10g,陈皮 10g。水煎服,连服 5~30 剂。

功用:补肾填精,壮阳起痿。

2. 前列宁汤

主治:急性前列腺炎。症见发热,尿频尿急,排尿灼痛,或见尿道口有炎症分泌物排出,舌质红,苔黄或腻,脉弦数或滑数者。

组成:紫黄地丁各 30g,红藤 30g,土茯苓 30g,败酱草 15g,生大黄 10g,飞滑石(布包)30g,黄柏 15g,知母 15g,生甘草 6g,车前子(布包)15g,竹叶 15g,凤尾草 30g。水煎服。

功用:清热利湿,泻火解毒。

(四) 女科方 4 首

1. 调冲通经方

主治:多囊卵巢综合征。症见月经稀发,月经后期,量少,甚至闭经。并见多毛、痤疮、肥胖,婚久不孕。或见腰膝酸软,少腹有冷感,性欲缺乏,子宫偏小等症。舌质淡暗,或有瘀点,脉象沉细或细滑者。

组成:柏子仁(杵)15g,熟地黄 15g,怀牛膝 15g,续断 13g,泽兰 10g,卷柏 10g,当归 15g,川芎 10g,覆盆子(杵)15g,葛根 15g,女贞子(杵)25g,菟丝子 15g,莪术 15g,生黄芪 15g,桂枝 10g,茯苓 15g,桃仁 10g,赤芍 12g,丹皮 10g,生姜 3 片,红枣(破)7 枚。水煎服,每日 1 剂。

加减:多囊卵巢,日久难消者,加王不留行(杵)15g,炮山甲粉(研冲)6g。月经迟滞者,加刘寄奴 15g,益母草 15g,鸡血藤 15g,红花 10g。

功用:调补肾冲,消癥散结。

2. 红藤败酱清盆汤

主治:急性盆腔炎属湿热毒邪,瘀结下焦者。症见少腹疼痛,拒按,带下量多,色黄而稠并秽臭,身热,口苦,舌苔黄厚腻,脉滑数者。

组成:红藤 30g,败酱草 15g,紫黄地丁各 25g,忍冬花藤各 15g,土茯苓 15g,萆薢 15g,生甘草 6g,黄柏 10g,知母 10g,车前子(布包)15g,丹参 15g,赤芍 12g,凤尾草 30g。水煎服。

加减:带下量多而色黄质稠如脓者,加蜀羊泉、墓头回;少腹痛甚者,加醋香附、延胡索;大便秘结者,加生大黄、炒枳实;慢性盆腔炎,腰尻酸痛者,加鹿角胶、当归、炒杜仲、菟丝子。

功用:清热解毒,利湿化瘀。

3. 阴道炎外治方

主治:真菌性或滴虫性阴道炎,阴道瘙痒或痛痒交作者。

组成:黄柏 15g,苦参 15g,蛇床子 15g,土茯苓 15g,白鲜皮 15g,川椒 6g。

煎水,趁热熏洗外阴。或加明矾 10g,桃树叶 30g,生百部 15g。效更佳。

功用:清热燥湿,杀虫止痒。

4. 治乳癖得效方

主治:乳腺小叶增生。症见乳房肿块,推之可动,并感胀痛或隐痛、刺痛,经期前加重,脉弦或弦滑,舌苔薄白或薄黄者。

组成:夏枯草 15g,生牡蛎(杵,先煎)25g,青陈皮各 10g,瓜蒌皮 12g,海藻 12g,昆布 12g,赤白芍各 10g,象贝母 15g,蒲公英 25g,橘核 10g,当归 10g,醋香附 10g,王不留行(杵)10g,皂角刺 10g,炮山甲(研,冲)5g,生地黄 15g,漏芦 10g,太子参 15g,沙参 15g,金橘叶 10g。水煎服。

功用:理气活血,化痰散结。

(五) 儿科方 2 首

1. 治遗尿得效方

主治:儿童睡中遗尿,沉睡不易唤醒,尿量多,肢体乏力,智力较差者。

组成:高丽参 100g,紫河车 100g,益智仁 100g,砂仁 30g,陈皮 20g,珍珠粉 20g。研粉,装胶囊。每服 2g,一日 3 次,开水下。并配合服用五子衍宗丸。

功用:益气补肾,固涩止遗。

2. 参志胶囊

主治:小儿智力障碍,甚至嗜眠,时或神志昏昧,欠清醒。重者并可见到四肢抽搐(但非癫痫)。脉细滑而弱,舌质淡红,苔薄白者。并治老年期痴呆,智能减退者。

组成:人参 50g,炙远志 30g,九节菖蒲 30g,薄橘红 30g,珍珠母 30g,茯神 30g,黄郁金 30g,川贝母 30g。制胶囊。每服 2~3g,一日 3 次,开水下。

功用:养心益智,化痰醒神。

后　记

　　本书之编写，可谓竭尽全家人之心力。长子荣春、长婿倪诚，共同努力，为之策划整理，编写统稿，对有关事宜悉心安排；长女张蕙并次子荣强，始终整理有关资料，并打印全书电子文稿；长媳周宇、二婿谢军、三女张萱及长孙弘毅、次孙弘景，亦均做了有关的整理工作。幸后代之同心，协力助余书成，有功奉献，故欣然而志之。人民卫生出版社陈东枢编审对本书编写做了精心指导，并予热情鼓励，使拙作得以顺利面世，谨致谢意。

张德超　
2019 年 12 月 8 日

志于橘窗书轩

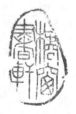

28